天城流湯治法
AMAGIRYU TO-JI HOU EXERCISE
エクササイズ■■■

杉本錬堂 著
Rendo Sugimoto

はじめに

私は、自分の大切な身体は、他人任せにするのではなく、「自分で管理するもの」と考えています。本書『天城流湯治法エクササイズ』は、伊豆高原在住の私が、自身の病気や怪我を克服する過程で築き上げた、独自の健康法「天城流湯治法」の原理を元に、誰にでも簡単に行える「のばす・ほぐす・ゆるめる」メソッドをピックアップし、わかりやすく紹介しています。これは、自分の力で腱を「のばす」、筋肉を「ほぐす」、骨と筋肉と腱を引き離すように「ゆるめる」ことにより、身体をなるべく元の状態に戻すというものです。あらゆる疾病、またはケガの後遺症を含む障害を抱えた身体であっても、こうして自分で「手を入れる」ことにより、かなりの状態まで戻すことができると思っています。

そもそも「痛み」や「しびれ」「違和感」といった身体の不調は、血流やリンパ液などの循環が滞り、それによって引き起こされる場合が多く見られます。滞りによって筋肉がこわばり、こわばった筋肉が腱をひっぱって痛みを発生させているということです。人は「痛み」があると、痛いところに意識を集中させ、注意を向けてしまいがちです。しかし、それは西洋医学のような対症療法的な見方といえます。自然療法、代替医療、健康予防学の考え方で身体全体に目を向けてみると、痛いところとは全く別のところに原因が見つかることが多いのです。たとえば膝の真ん中が痛むときは、アキレス腱が癒着していたり、ふくらはぎに「瘀血《おけつ》」と呼ばれる血液の滞りが見られたりすることがあります。

筋肉を使っているとき、筋肉は乳酸を発生しながら動いていますが、この乳酸は血液やリンパ液の流れによって運ばれていきます。流れるものは溝やパイプと同じで「つまり」が出てきます。この「つまり」が大きく硬くなって澱んだものが「瘀血」です。それが身体のさまざまな部位に痛みを引き起しているということです。この「つまり」を解消するために、自分の力で腱を「のばす」、筋肉を「ほぐす」、骨と筋肉と腱を引き離すように「ゆるめる」ことが有効です。

本書の手当法「のばす・ほぐす・ゆるめる」メソッドを日常の習慣として、健康づくりに役立てて頂ければ幸いです。

杉本錬堂

目次

第1章

第2章 顔と動きで体調をチェック

第3章 部位別 天城流湯治法エクササイズ …… 69

第4章

ほぐしてスッキリ！天城流湯治法エクササイズ　応用編……109

第1章

3つの動きをマスターして滞りをなくす

天城流湯治法エクササイズ

この章では、「天城流湯治法エクササイズ」の基本となっている、
「のばす・ほぐす・ゆるめる」の3つの動きと、
身体の不調の原因となる滞りについて説明します。

3つ覚えればすぐできる!
「のばす」「ほぐす」「ゆるめる」

この本で紹介する「天城流湯治法エクササイズ」とは、『天城流湯治法』の手法を用いたものです。この手法は、次の3つの要素でできる、セルフメディケーションです。

(1) 瘀血《おけつ》によってしなやかさを失ってしまった腱を「のばす」

(2) 筋肉内に瘀血が滞って、硬くなってしまった筋肉を「ほぐす」

(3) 骨と筋肉が癒着してしまったところを「ゆるめる」

これら3つの動作で、本来の身体の動きである、骨は骨、筋肉は筋肉、腱は腱、と別々に動くように戻していきましょう。

「のばす」「ほぐす」「ゆるめる」で重要なのは、これらの動作に使う手・指の使い方と、動かし方です。また時には、手・指だけではなく爪、肘、拳、足、足の指など、身体の全てを使い、自分で行うというのが特徴です。

「のばす」「ほぐす」「ゆるめる」は、身体に負担を掛けないために、出来る限り少ない回数で行うことが望ましいのです。ですから、的確に部位を「のばす」「ほぐす」「ゆるめる」ように心掛けましょう。

この「天城流湯治法エクササイズ」はリラクゼーションではないので、時間を掛ければいいという訳ではありません。短時間であればあるほど、手当する場所が少なければ少ないほど効果が高いのです。それは、手当てした個所に、身体的に意識を向けられるからなのです。そのためには、我慢出来る程度の少しの痛みは必要だと考えます。ただし、強い痛みでは、逆に身体を緊張させてしまい、効果は薄くなる、と考えます。

手指の力の弱い方でもできる

さまざまなサポート方法

『天城流湯治法エクササイズ』は、「のばす・ほぐす・ゆるめる」という3つの動作を、自分の手で行う「手当法」ですが、年齢とともに滞りが多くなった方や、手の動きが悪くなったり、力を入れにくくなったりと、思うように行えない場合があります。そのような方は、お湯の中で行うとより効果的です。お湯の中では、摩擦が少なくなり、浮力も働きます。また、血行が良くなるので、軽い力で筋肉や腱がゆるみやすくなります。このように、浮力や温度、水圧などの要素によって、無理なく行えるので、体調にあわせてお試しください。

また本書の第3章では、「シンアッシン」という器具を使ったサポートテクニックを紹介しています。これは、私が全国的に行っている健康セミナーで、参加者から「指の力が弱く、思うように行えない」との声が多くあり、対処法として何かないものかと思っていた時に出会ったものです。私が実際に「シンアッシン」

を体験してみた結果、想像をはるかに超える補完機能が体感できたので、「シンアツシン」と『天城流湯治法エクササイズ』のメソッドを掛け合わせたものを紹介しています。『天城流湯治法エクササイズ』の「のばす・ほぐす・ゆるめる」のメソッドの中でも、「ゆるめる」の動作は、筋肉と骨を引き離す時に痛みを伴う場合が多いのですが、この「シンアツシン」を用いた場合、痛みは全くなく、それまで手当に時間が掛かっていたお年寄りでも簡単かつ、それまでの半分以下の時間で、安全にできるのを見て、その大きな補完力を実感しました。

手指に力を入れにくい方は、これらのサポート方法を参考にしてみてください。

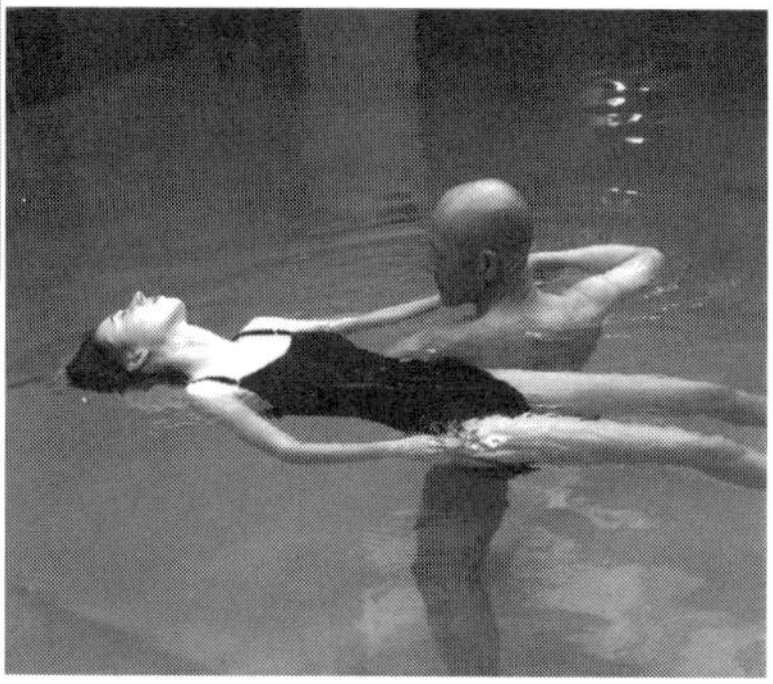
お湯の中でのサポート法

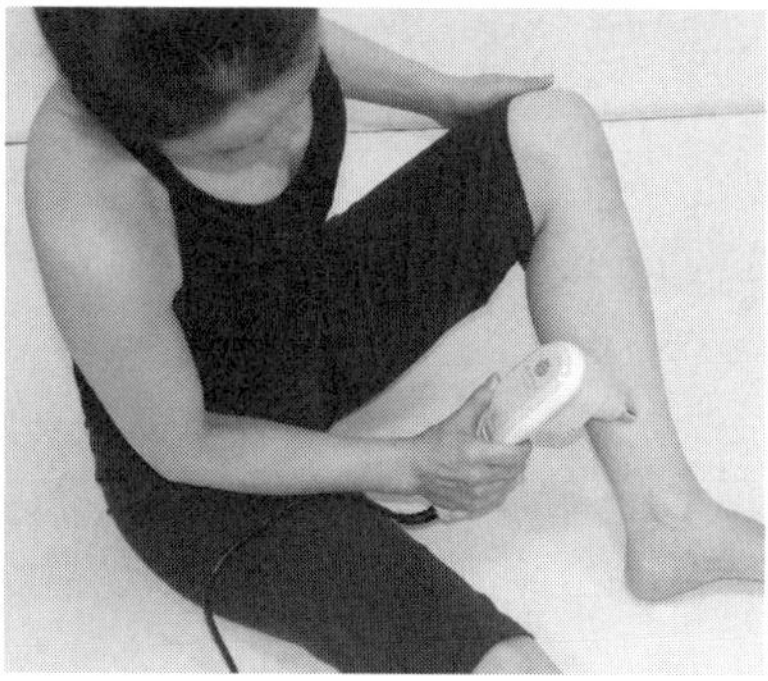
シンアツシンを使ったサポート法

指先の使い方

指先や爪先など、指の小さい部分は、小さいナイフのようなイメージで、細かい部分の個所や、細い骨から肉を引き離すようなイメージで使います。使用箇所は、頭、肩甲骨、手首、手、外側の足首の細い腱などです。

親指の外側など、指の中ほどの部分は、少し太めの腱を引き離す時に使用します。腕、腸骨《ちょうこつ》、太腿、ふくらはぎなどの部分に使います。

親指の内側や指の腹など、指の大きな部分は、表層の筋肉を「撫でるように」ほぐす時に使います。身体全体に使用することができます。

(外側)

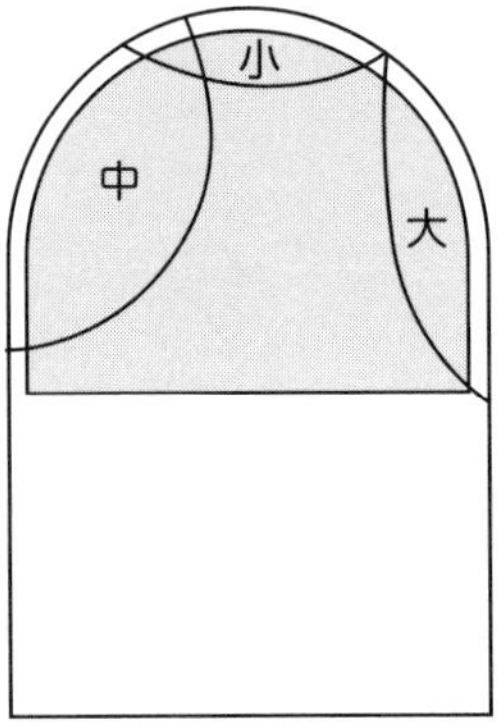

内側
(人指し指の側)

右手の親指

手指の使い方（のばす、ほぐす、ゆるめる）

●のばす

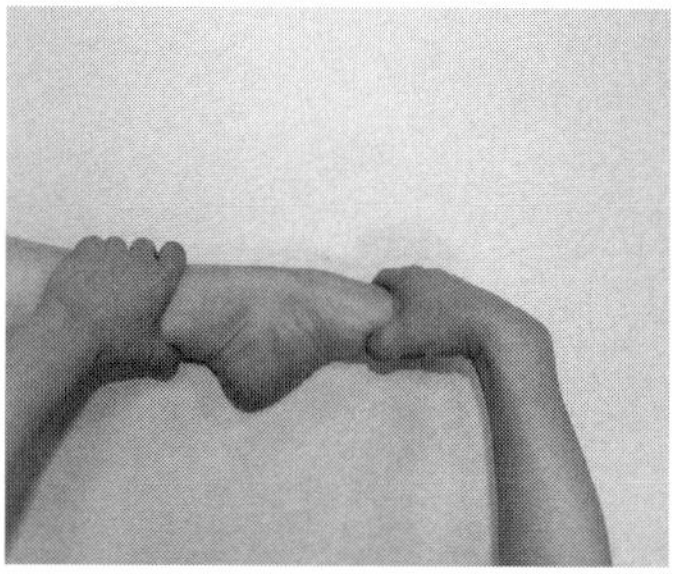

足首を持って足の甲側の腱を「のばす」

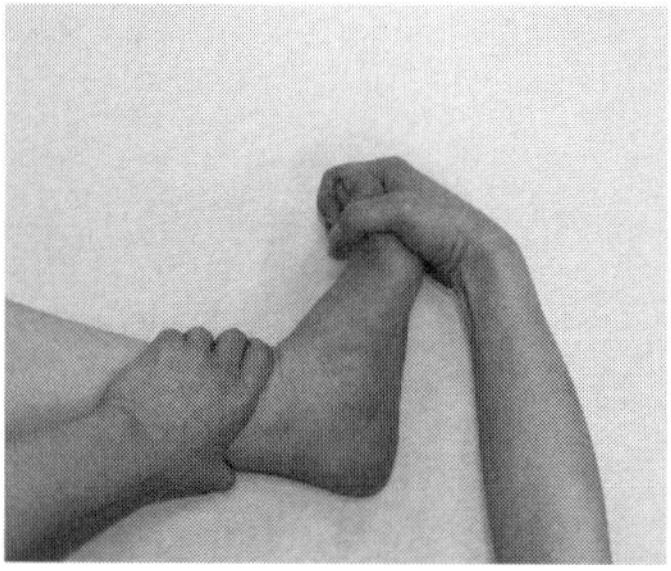

足首を持ってアキレス腱を「のばす」

●ほぐす

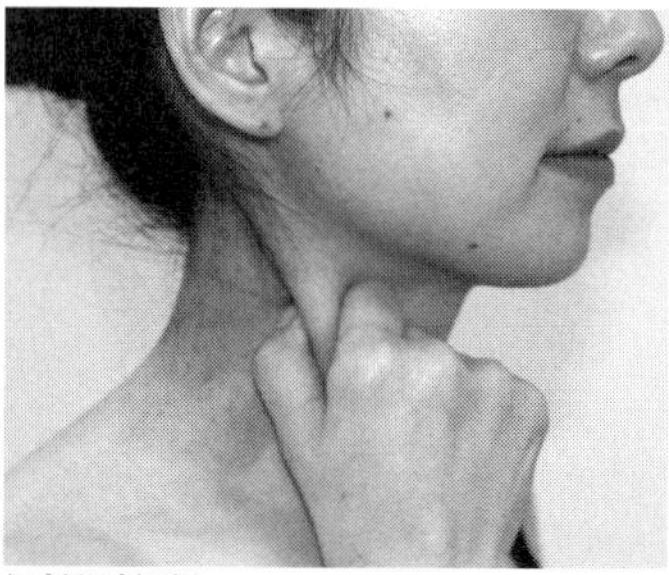

胸鎖乳突筋《きょうさにゅうとつきん》は、つまんで「ほぐす」
※骨から筋肉や腱を引き離すイメージ

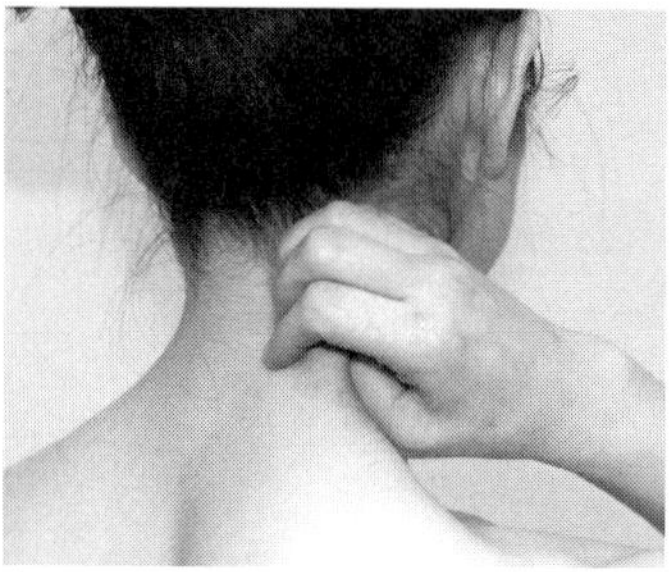

頚椎《けいつい》に張り付いた腱も、つまんで「ほぐす」※骨から筋肉や腱を引き離すイメージ

●ゆるめる

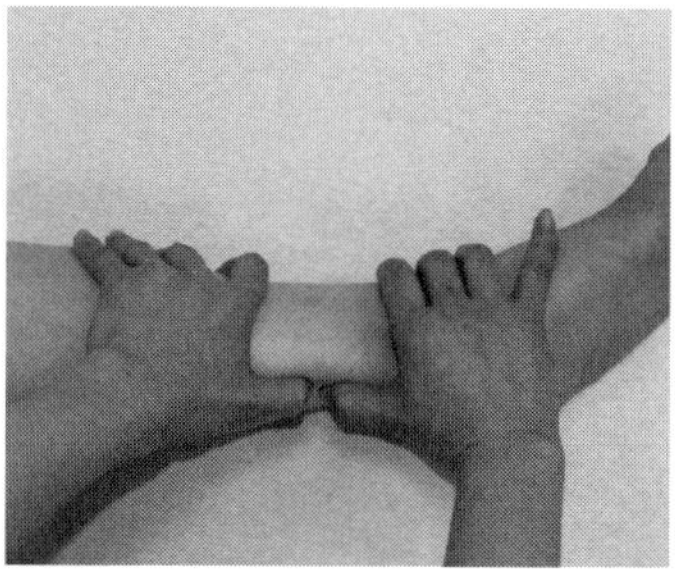

アキレス腱は弓の弦を押し、のばすように指で押して「ゆるめる」

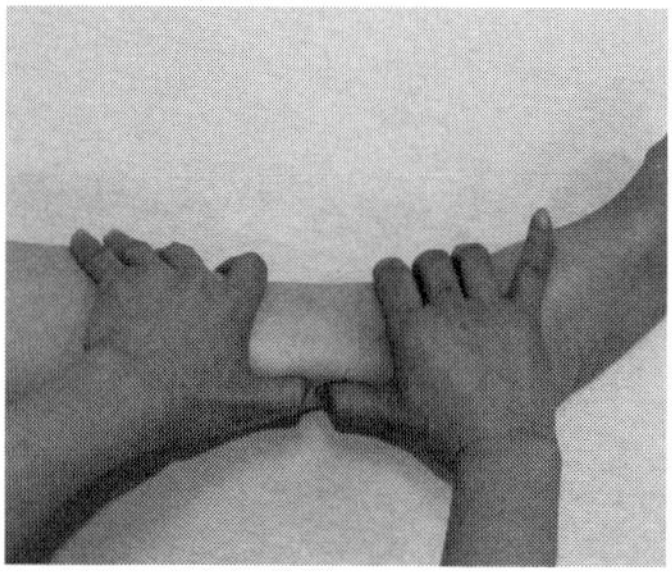

引き上げて「ゆるめる」

痛みの原因は別のところにある？

天城流湯治法エクササイズの仕組み

天城流湯治法エクササイズなど、自然療法・代替医療・健康予防学などの考え方では、身体の痛みの原因は全く別のところにある場合が多いのです。たとえば、通常の炎症（切り傷、火傷、打ち身などによる）を除く痛みのほとんどは、「滞り」によって筋肉と骨が癒着を起こし、腱が引っ張られて起こる「展張痛《てんちょうつう》」であることが多いのです。

このように考えると、その原因である滞りをほぐすことにより、痛みを和らげることができるのです。それが、天城流湯治法エクササイズの仕組みです。

滞りが原因で起こってしまう「不定愁訴《ふていしゅうそ》」といわれる、普段自分では気が付かない痛みのせいで、筋肉が硬くなって正常に働かず、腱も硬くしなやかさを失い、やがて骨に癒着してしまいます。このような状態になってしまうと、身体が硬くなり、一部の腱だけに負担が掛かるので、関節の動きも悪くなり、一部の骨格に過大な負担が掛かり、やがて内臓にも影響を与えるなど、悪循環を繰り返してしまうのです。そうなる前に、天城流湯治法エクササイズで日頃から滞りを取ることを心掛けると良いでしょう。

それでは、天城流湯治法エクササイズの仕組みの具体的な例を見てみましょう。

例1

肩甲骨や首の根元の痛みの場合

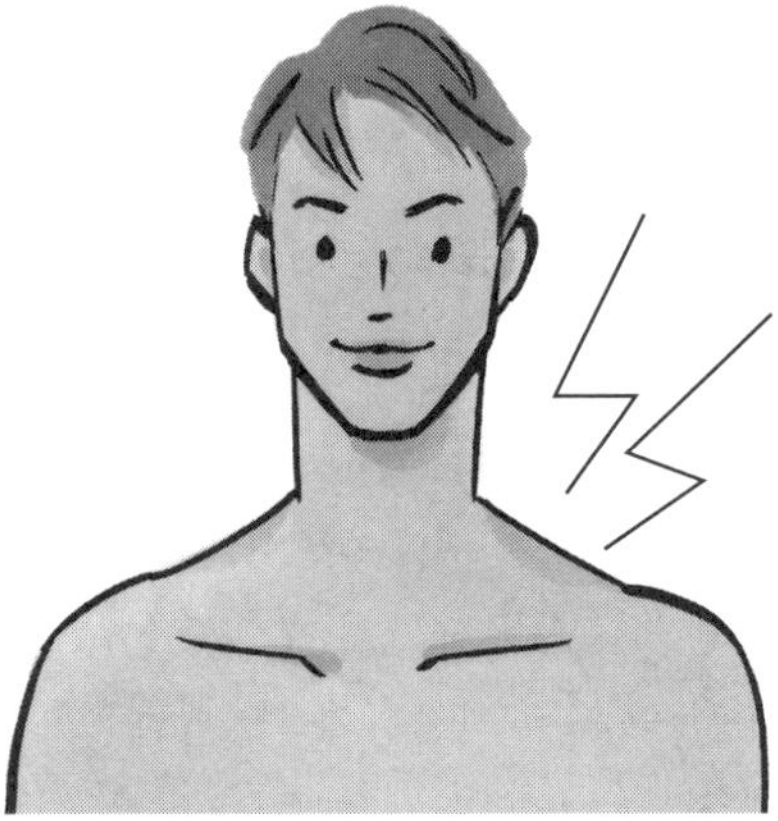

肩甲骨や、首の根元に痛みや違和感を感じる場合、その箇所とは別の部分に原因があるかもしれません。

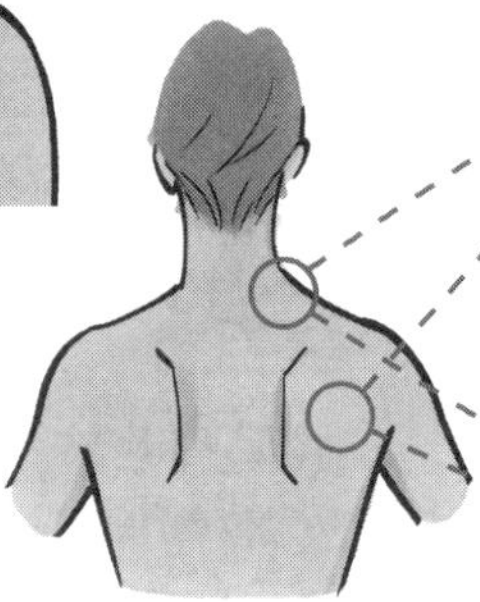

この場合、手や指の滞りが原因で、展張痛が起きていると考えられます。

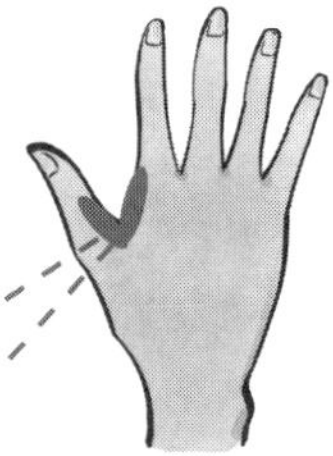

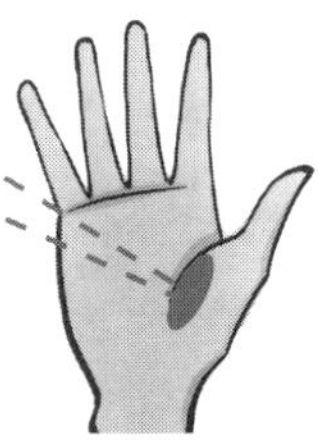

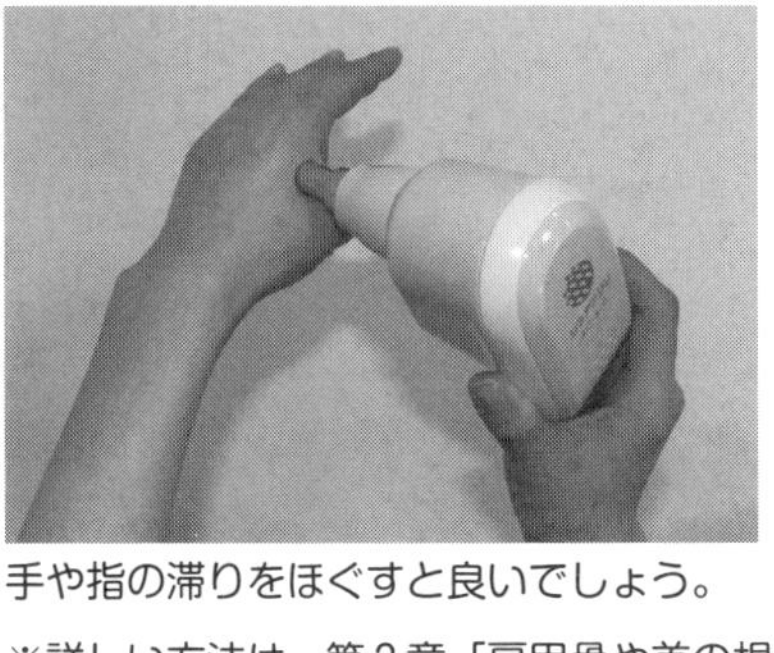

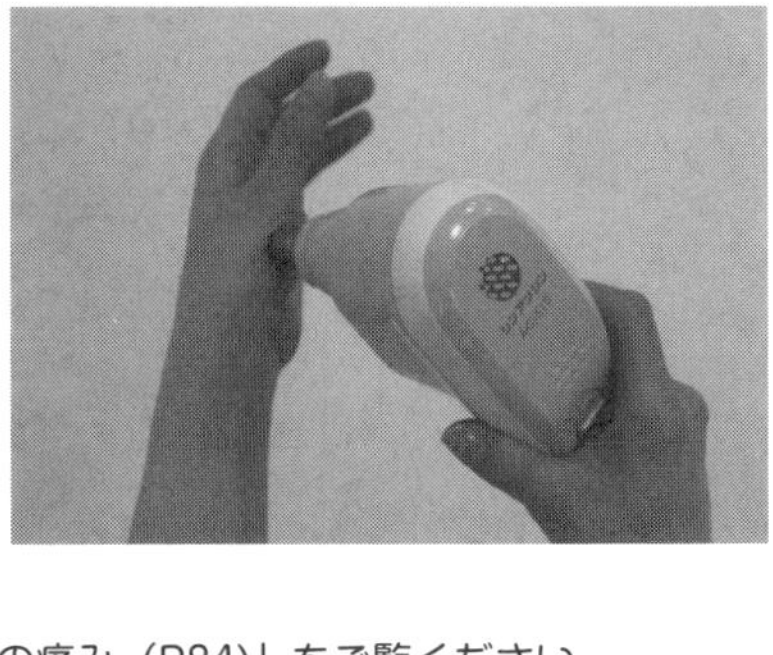

手や指の滞りをほぐすと良いでしょう。

※詳しい方法は、第3章「肩甲骨や首の根元の痛み（P84)」をご覧ください。

例2

一般的に多い腰痛の場合

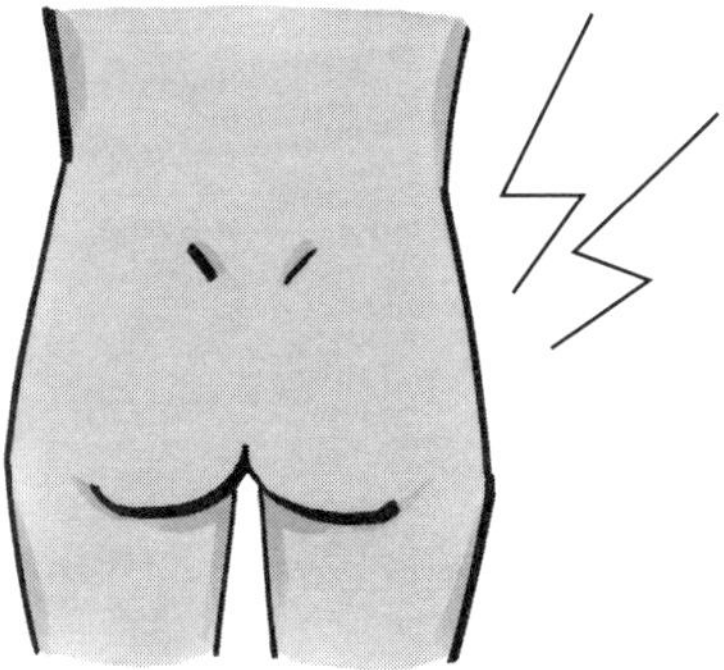

一般的に多い腰痛の場合、その箇所とは別の部分に原因があるかもしれません。

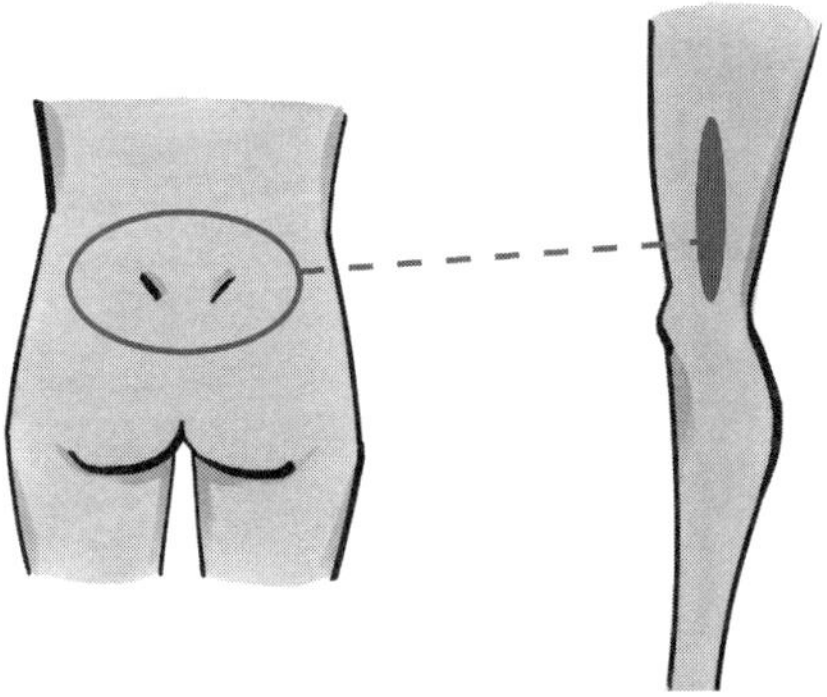

この場合、大腿部《だいたいぶ》の滞りが原因で、展張痛《てんちょうつう》が起きていると考えられます。

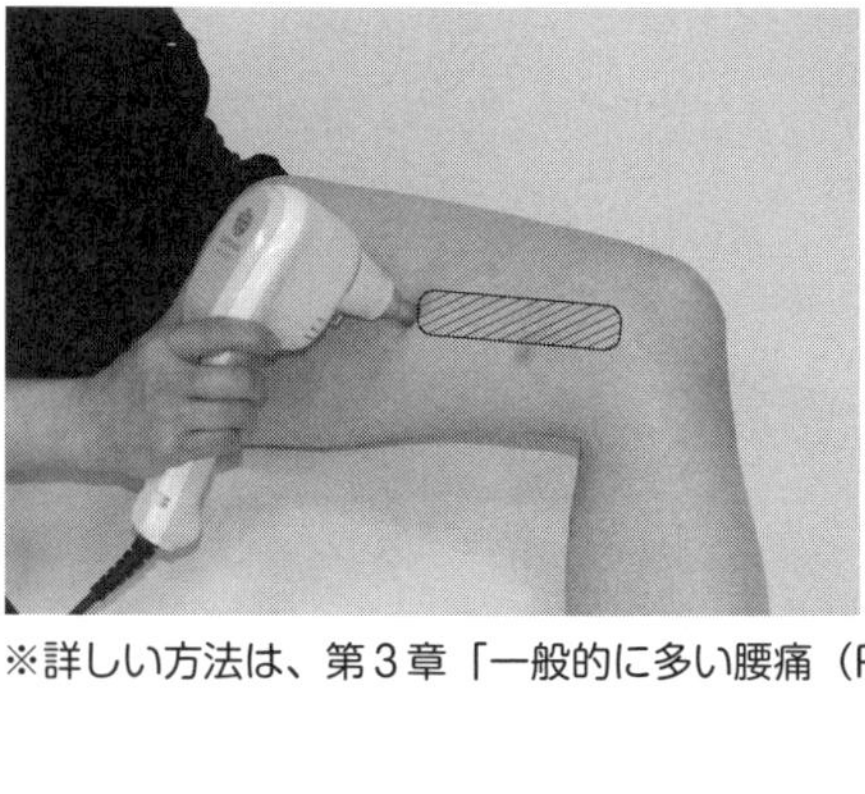

大腿部（ももの内側）の滞りをほぐすと良いでしょう。

※詳しい方法は、第3章「一般的に多い腰痛（P92)」をご覧ください。

やってみよう
天城流湯治法エクササイズ

初めての方は、腱と骨との癒着を離すのに、かなりの痛みが伴います。人によっては、手当てした箇所が内出血して青あざになったり、黒ずんだりするので、無理をしないで行いましょう。最初は痛くても、日常的に数回行ううちに身体はほぐれ、やがて痛みはなくなります。1日3～4回、数分行うことをお勧めします。2～3日経過し、問題がないようでしたら、また「懲りずにほぐす」「飽きずにのばす」ようにしましょう。

ここで紹介する方法は、病気や怪我の治療ではありません。治療が必要な病気や怪我のときは、すぐに医師に相談してください。また、不安があるときも、医師と相談することをお勧めします。

次ページからは、数々の身体の不調の原因と考えられる、主な滞りの箇所を紹介しています。天城流湯治法エクササイズの仕組みや、各注意事項を念頭に置いて、実際にやってみましょう。

頭・顔の滞りとそれによって引き起こされる身体の不調

頭・顔の滞り

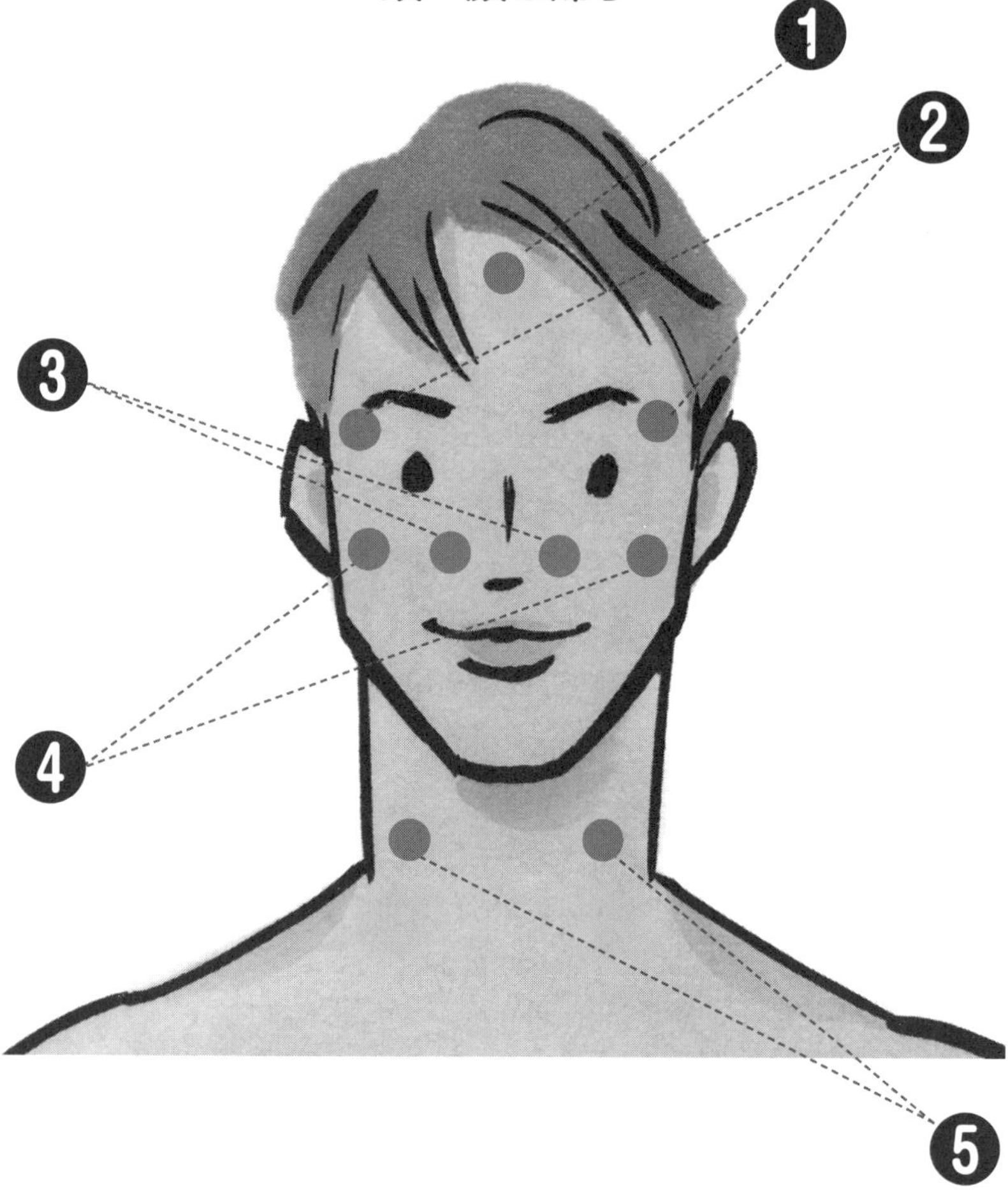

小腸系：十二指腸、空腸、回腸といった右側の器官を指しています。経絡における一般的な小腸系とは異なります。
大腸系：盲腸、結腸、直腸を総じた大腸系を指しています。経絡における一般的な大腸系とは異なります。

❶生え際の滞り…鼻詰まり

咀嚼《そしゃく》不足により、小腸系の経絡であるこの部分が滞り、鼻詰まりにつながる。

❷こめかみの滞り…視力低下

こめかみが滞ることで、視力の低下に影響が出る。

❸小鼻の横の滞り…鼻詰まり

ここも小腸系の経絡。咀嚼不足でこの部分が滞り、鼻詰まりにつながる。

❹頬骨《ほおぼね》の滞り…顎関節症

咀嚼不足でここが滞ると、顎関節症につながる。

❺首中央の滞り…頭痛

ここが滞ると、頭部への血液やリンパの流れが悪くなり、頭痛につながる。

天城流湯治法エクササイズのワンポイント

毎日続けて健康に役立てる

「滞り」をほぐして、毎日の健康に役立てましょう。

- 自分の滞りやすいポイントを、1日3～4回、数分ほぐしましょう
- 痛みや滞りを感じた場合、それがなくなるまで毎日ほぐしましょう
- 咀嚼不足が原因で滞っている場合、食事の際には1口25回以上よく噛んで食べるように心掛けましょう

上半身（前面）の滞りとそれによって引き起こされる身体の不調

上半身（前面）の滞り

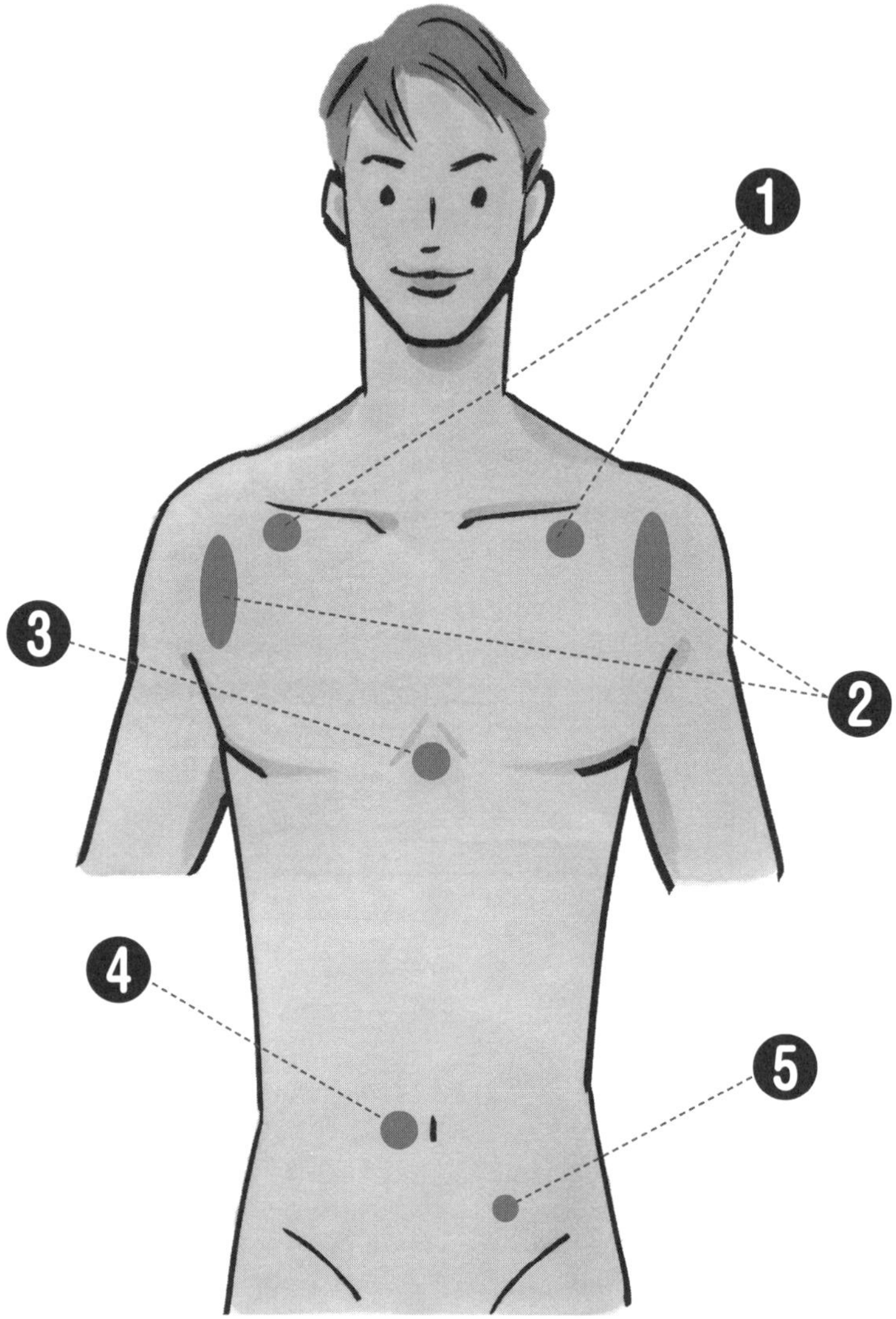

❶胸の滞り…四十肩・五十肩、指のしびれ

鎖骨の少し下に位置する、この部分の滞りが血流を悪くし、四十肩·五十肩や、指（主に親指から中指）のしびれにつながる。

❷肩口の滞り…手・手首の痛み

この部分の腱が硬くなって、展張痛《てんちょうつう》により手、腱鞘炎《けんしょうえん》といわれる手首の痛みにつながる。

❸胸の中央の滞り…呼吸

この部分の滞りは呼吸を浅くする。

❹小腸の滞り…肩こり（右肩）

へその右２㎝くらいに位置し、その深い部分が小腸の滞り。咀嚼不足により負担が掛かり、右肩の肩こりにつながる。

❺大腸の滞り…肩こり（左肩）

へその斜め左下10㎝くらいに位置し、その深い部分が大腸の滞り。咀嚼不足により負担が掛かり、左肩の肩こりにつながる。

背中・脇の滞りとそれによって引き起こされる身体の不調

背中・脇の滞り

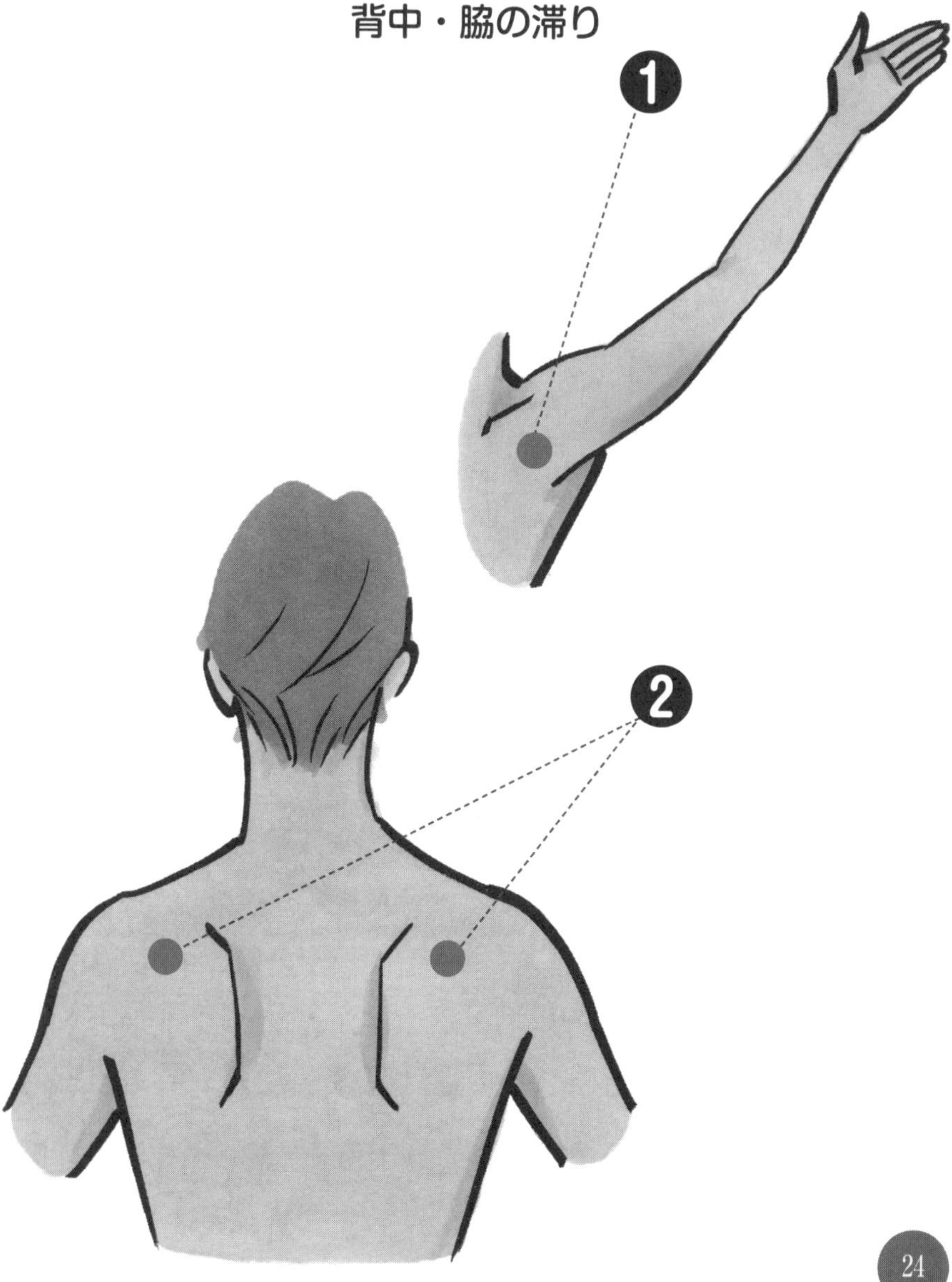

❶脇の滞り…四十肩・五十肩

脇の下の真ん中の部分の滞りが血流を悪くし、四十肩・五十肩につながる。

❷肩甲骨の滞り…肘の痛み

この部分の滞りが血流を悪くし、「テニス肘」や「野球肘」といわれる肘の痛みにつながる。

天城流湯治法エクササイズのワンポイント

自分以外の人にやってあげる

背中など、自分で手の届きにくい箇所は、他の人にやってもらうと良いでしょう。自分以外の人にやってあげる場合、力加減が難しいと思いますが、このエクササイズを初めて行う場合は多少の痛みが伴うことを伝えましょう。また、のばした部分やほぐした部分が内出血して青あざになったり、黒ずみができたり、余計に痛くなったりすることがあります。しかし、2～3日経過すると落ち着き、問題がない場合がほとんどです。また「懲りずにほぐす」「飽きずにのばす」よう、勧めましょう。

腕・手の滞りとそれによって引き起こされる身体の不調

腕・手の滞り

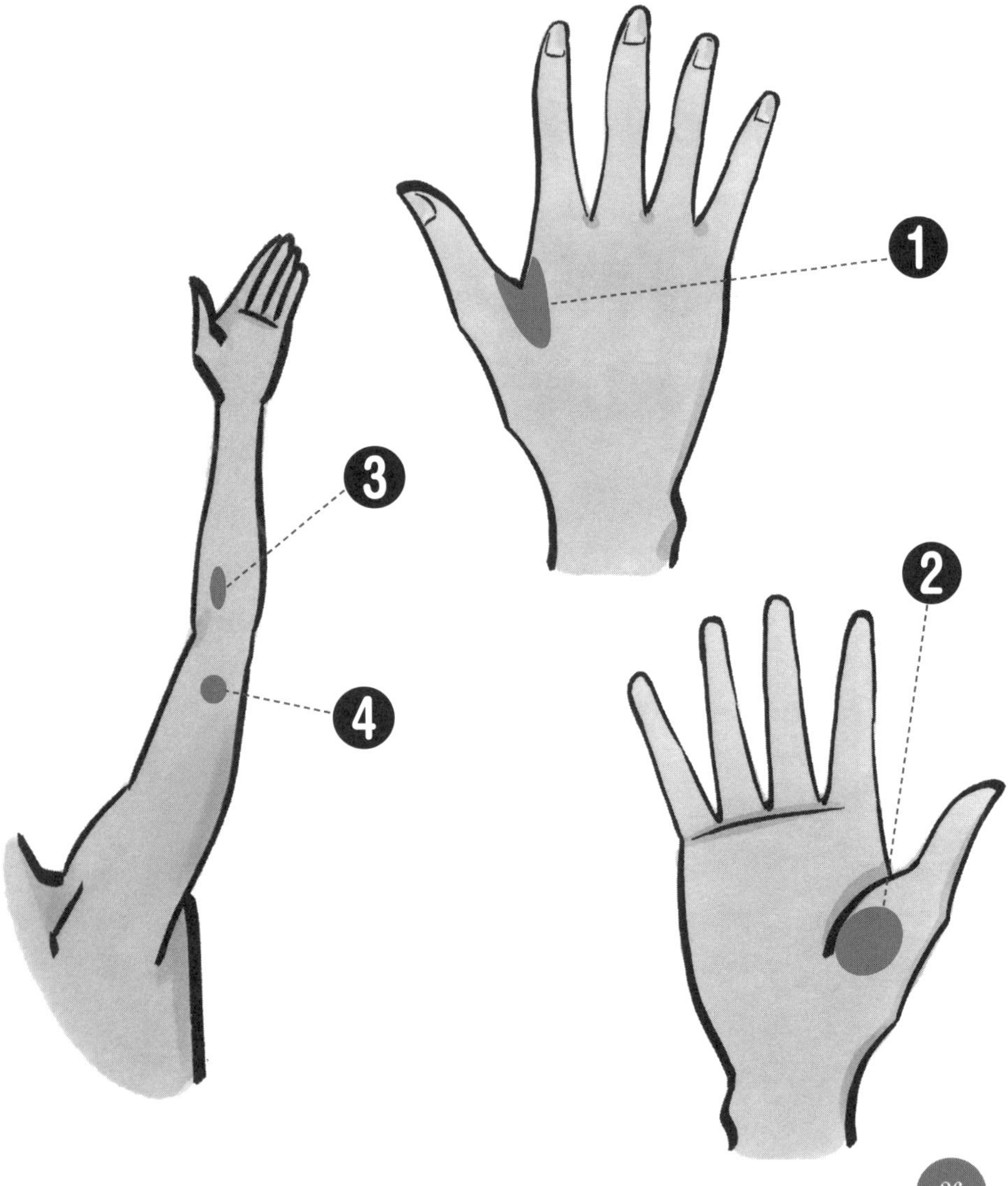

❶親指の付け根（合谷《ごうこく》）の滞り…肩甲骨や首の付け根の痛み

この部分が滞ることで、他の筋肉に負担が掛かり、展張痛《てんちょうつう》で肩甲骨や首の付け根の痛みにつながる。

❷手の平の膨らみ（金星丘《きんせいきゅう》）の滞り…肩甲骨や首の付け根の痛み

この部分が滞ることで、他の筋肉に負担が掛かり、展張痛で肩甲骨や首の付け根の痛みにつながる。

❸腕（小腸系・大腸系）の滞り…肩こり

咀嚼不足により小腸、大腸にストレスが掛かると、この部分（小腸系・大腸系）が滞り、肩こりにつながる。

❹肘の少し上の内側の滞り…指のしびれ

この部分の滞りが血流を悪くし、指（主に人差し指、中指、薬指）のしびれにつながる。

天城流湯治法エクササイズのワンポイント

思わぬところに原因がある

　ここで紹介しているように、痛みの原因は様々なことが考えられます。これらの滞りをほぐし、生活を改善しても痛みが良くならない場合、別の原因が考えられます。その際は、速やかに医師に相談してください。

脚（足）の滞りとそれによって引き起こされる身体の不調

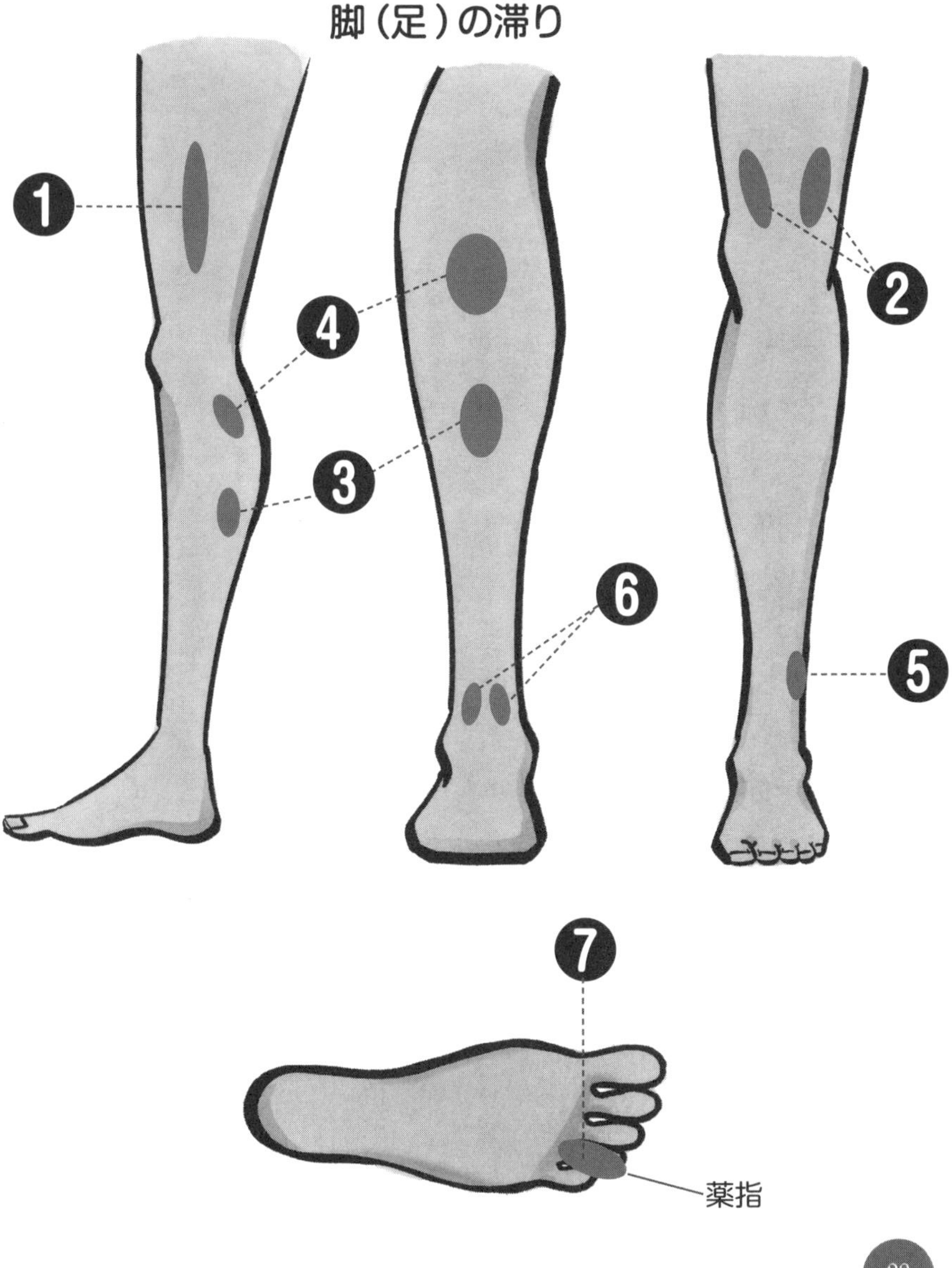

❶大腿部《だいたいぶ》の滞り…一般的に多い腰痛

ももの内側部分の滞りが筋肉の動きを悪くし、展張痛を起こし、腰痛につながる。

❷太ももの滞り…膝の痛み

膝の上、ももの外側と内側の部分が滞り、腱が硬くなって、膝の痛みにつながる。

❸ふくらはぎ（真ん中）の滞り…ぎっくり腰

ふくらはぎの真ん中の下部分が滞ると、ぎっくり腰につながる。

❹ふくらはぎ（真ん中）の滞り…膝の痛み

ふくらはぎの真ん中の部分の滞りが血流を悪くし、膝の痛みにつながる。

❺向こうずねの滞り…お尻のしびれ

この部分の骨の際《きわ》の滞りによって、お尻にしびれるような感覚が起こる。

❻アキレス腱の滞り…膝の痛み

ここが滞り、動きにくくなると、膝の痛みにつながる。

❼足指（薬指）の滞り…お尻のしびれ

合わない靴などにより足の指の筋が縮み、滞ることによって、お尻にしびれるような感覚が起こる。

Column

天城流湯治法との出会い

私が錬堂先生、そしてこの「天城流湯治法エクササイズ」の元となった天城流湯治法に出会ったきっかけは、兄弟子である岩本直己先生に紹介されてのことでした。初めての出会いは路上。和合医療セミナーの開催前のことでした。握手をした瞬間、何かわからない力を感じたのは今でも記憶に新しい。その後、トリートメントラリーという岩本先生が主催する治療家の集まりの中、錬堂先生は次々に、しかも瞬時に痛みを取る術をいとも簡単に実演で紹介されました。

腰痛や膝痛をはじめとする「痛み」はレントゲンなどの検査で検出されるようなもの（変形、ヘルニア、分離症、辷《すべ》り症など）で説明しようとするとどうもしっくりきません。軟骨が磨り減り、骨同士がぶつかっているように見えても、平気で歩いている高齢者は山ほどいます。腰が曲がっていても平気な高齢者も沢山います。そして、世界中の医学論文を見るかぎり、レントゲン像で判断される重症度と実際の症状の重症度は必ずしも比例しないのです。ならば、原因はその他にあると考えるとしっくりきます。天城流湯治法では血液・リンパなどの滞り、それを引き起こす筋や筋膜、骨などの組織間の癒着などを原因と考え、それに対しての直接的な手法を持っています。従って今までの手法では考えられないような成果を生むことが少なくないのです。簡単に言えば今までの手法は、レントゲンなど目に見えるものだけに照準を当ててきたため、原因となっている真犯人を捕まえることができなかったということです。天城流湯治法は真犯人を突き止め、それを直接逮捕するため結果が出るのは当然なのかもしれません。

もう一つ、天城流湯治法の最も優れた点はセルフメディケーション、つまり「自分の身体は自分で守り、そして治す」ことに主眼を置いているところです。世の中にあるトリートメントの大部分が、受身的なものであるのに対し、天城流湯治法の素晴らしさは自分で自分の身体をケアする多くの手法を伝えるところにあると私は思っています。随分前から問題になっている医療費財源の枯渇。現実はもう目の前です。天城流湯治法のような本物のセルフメディケーションが普及すれば、医療費の削減はもとより、結果的には国が変わるかもしれない……そんな潜在的な力を秘めたもの。大げさではなく、本気でそう思う今日このごろです。

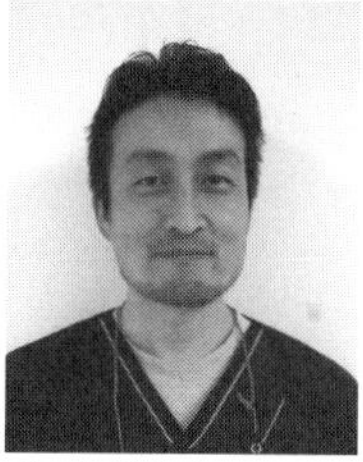

中山辰也
中山予防医学研究所所長
柔道整復師・鍼灸師
天城流湯治法　湯治師
ほねつき実践中山塾主宰
健柔グループ理事

錬堂コラム

身体の声を聞き分ける「痛み」「こわばり」「違和感」は身体のシグナル

身体に現れる「痛み」「こわばり」「違和感」は、身体からのシグナルです。ここでは、そのシグナルと、その原因と考えられる「滞り」を紹介します。

●背中の不調（1番目のシグナル）

身体の不調のシグナルは、まず最初に背中に出てきます。片側の腕でばかり鞄を持つ癖、同じ動きをしなければならない仕事、長時間同じ方向を向いてテレビを見る癖、毎回同じ肩にショルダーバッグを掛ける癖、同じ方向で寝てしまう癖。身体は、それらの生活習慣によって、肩甲骨の周り、背骨から腰の上部にかけて滞りができ、動きが悪くなってしまいます。背中は自分で見えないところですし、なかなか手も届かないので、そのまま放置してしまうことが多いのですが、東洋医学的な考えでは、この背中側に内臓の位置の仮想的な穴があるといわれています。これは「兪穴《ゆけつ》」と呼ばれていて、ここが詰まると、やがて内臓に影響を与えてくるといわれています。これが1番目の身体のシグナルなのです。東洋医学的な理論でいうと、背中さえほぐれていれば大事に至らない、と考えられています。

●顔面・手の平・足の裏のこわばり（2番目のシグナル）

次に身体のシグナルは、顔面・手の平・足の裏に出てきます。1番目のシグナルである兪穴をそのままにしておくと、2番目のシグナルである「原穴《げんけつ》」に影響を及ぼしてくるようになります。この「原穴」とは、顔面・手の平・足の裏につながる経絡といわれています。この「原穴」が滞り始めると、身体の左右・前後のバランスが悪くなり、正中軸（※）のアンバランスが起きてきます。たとえば、心臓は左側にあるため、左側の顔や肩が縮んで上がっていると（この状態を「硬直系」といいます）、心筋梗塞の兆候と考えられますし、逆に、肩が縮んで下がっていると（この状態を「肥大系」といいます）、心臓肥大の兆候があると考えられます。兄弟の中でも、糖尿病になる人、ならない人がいます。父親が糖尿病で、子供も同じく糖尿病になるケースを見てみますと、糖尿病になってしまう子供は、父親ゆずりの体型であったり、家族内の食習慣が影響するため、ともいえるのです。

※正中軸：身体の中心線

錬堂コラム

身体の中に滞りがあるかどうかを診断するには、「望診法《ぼうしんほう》」と「顔診法《がんしんほう》」という2つの方法があります。まず望診法とは、体型、歩き方、立位姿勢の傾き加減・曲がり具合によって身体の状態を把握することです。また顔診法とは、顔つき、顔色、顔のむくみ・バランスを見て、その人の内臓の状態を把握していきます。

（※「望診法」「顔診法」は第2章をご参照ください）

●内臓の痛み（3番目のシグナル）

2番目のシグナルである「原穴」にも気付かずにいますと、やがて内臓や筋肉、骨格の歪み、という形で表れるようになります。しかし、このような症状へとつながる前に、すでに身体はあちこちに「痛み」としてシグナルを送っているのです。例えば、足などの筋肉や、骨格のふちなどを押してみると、痛い個所があるはずです。これは普段、自分では気が付かない「不定愁訴」といわれる痛みで、身体からのシグナルなのです。この不定愁訴の影響で、身体にストレスが起きてしまい、それが精神的なダメージへとつながっていく場合があります。いわゆるストレスとは、身体に「滞り」が多くなり、不調が生じて起こるものなのです。

第2章
天城流湯治法エクササイズ
を活かす毎日の習慣
顔と動きで体調をチェック

この章では、「天城流湯治法エクササイズ」を活かすための体操「天健躰操」や、顔や動きなどから自分の身体の状態をチェックする方法「始動法」「顔診法」を紹介します。

天城流湯治法エクササイズを活かすために

身体の状態をチェックする

この章では、天城流湯治法エクササイズをより活かすために、滞りを防ぐ動き「始動法・天健躰操」や、自分の顔の状態から日々の体調が分かる「顔診法」を紹介します。これらを行うことによって、「のばす・ほぐす・ゆるめる」動作が楽に行えますし、鏡に映った自分の顔で、その日の体調が分かります。これらを日々の習慣にして、健康づくりに役立てましょう。

「身体を治し調整する動き」を習慣にする

始動法・天健躰操とは、日常生活の中で「不調を作ってしまう身体のクセ」を、「身体を治し調整する動き」に変えるエクササイズです。

「始動法」とは、朝起きた時と寝る前に行う、身体をリセットする方法です。人は寝ているときも身体を曲げていたり、枕の高低で首が曲がったりします。多くの人は忙しさのあまり、身体が曲がったまま起きて、曲がったまま動き出してしまいます。このように、毎日の繰り返しで気付かないまま身体のバランスは崩れ、骨格が歪み、内臓を圧迫して、やがて疾患を抱えるようになってしまうのを防ぎます。

「天健躰操」とは、身体の滞りが出来てしまったところを、手で「ほぐす」「のばす」「ゆるめる」ことによって、滞りを解消し、身体の流れを元に戻します。天城流湯治法エクササイズのウォーミングアップとして行うと良いでしょう。

「不調を作ってしまう身体のクセ」の連鎖

疾病になってしまう多くの原因は、咀嚼《そしゃく》不足にあります。咀嚼不足で未消化の食物が小腸に送られ、小腸にストレスが掛かると、まず顔面にある小腸系の流れが滞りを起こしてしまい、鼻呼吸ができなくなって、口呼吸になってしまいます。鼻呼吸では深い呼吸が可能ですが、口呼吸だと深い呼吸が困難なために、呼吸が浅くなってしまいます。呼吸が浅くなると、肋骨と肋骨の間が開きにくくなってしまい、更に深い呼吸ができなくなってしまうのです。呼吸が浅くなったまま日常生活を送っていると、肋骨全体が硬くなってしまいます。

また、生活習慣で右側の手足を頻繁に使う癖がある人は、右側の器官が滞りやすくなってしまいます。すると、右側の器官である、右側の肺、肝臓、小腸にストレスが掛かり、右側の肩、腰、膝などにも痛みを起こしてしまうのです。

左側の手足を頻繁に使う人も同様に、左側の器官が滞りやすく、左の肺、心臓、胃、大腸にストレスが掛かり、左肩や左腰、左膝などの痛みへとつながります。

身体の痛みや不具合は、人体の左右前後のバランスが崩れた時に始まります。このように、自覚なく身体のバランスが崩れてくると、痛みが身体のあちこちで起こってきます（これを不定愁訴といいます）。不定愁訴は、筋肉内に溜まってしまう「滞り」が原因で筋肉が硬くなり、腱や骨にまで影響を与えてしまいます。

この「滞り」は、徐々に溜まるので気付きにくいのですが、触ったり、押したりすると痛むことが多いものです。人は、痛むところをなるべく触らないようにしてしまいますが、外因的な痛み（打ち身、切り傷、火傷など）以外は身体からの警告ですので、その部分を「ほぐす」ようにすると、不定愁訴は解決し、身体の機能は元通りになるものなのです。（※この痛みは、身体からの警告である「不定愁訴」のことをいいます。外因的な痛みや、「急所」のことではありません）

不定愁訴をそのままにしていると、筋肉の硬直へとつながります。硬直によって腱がしなやかさを失うと、筋肉と骨が癒着し滞りができ、疾病につながってしまうと考えられます。

ここで紹介する「始動法」や「天健躰操」を実施して、左右のバランスを絶えず整えておくと、健康につながると同時に、「本来、人が持っている免疫力を高める」ことができるのです。

始動法

3つの動きで身体の状態が分かる

始動法の基本動作は、3つのエクササイズで構成されています。このエクササイズは、正中軸（※）に短時間で働きかけるので、朝のわずかな時間でできます。正中軸を斜め対角線上に「のばす」「ゆるめる」ので、短時間でも相当の効果があると考えられます。

基本姿勢

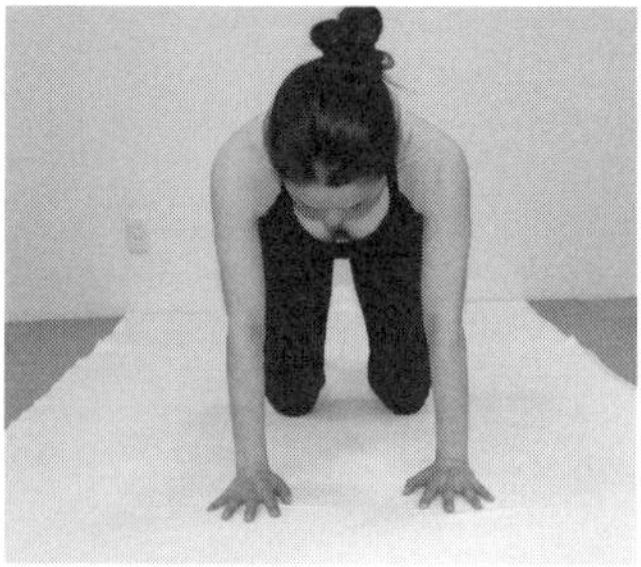

手と足は肩幅よりやや広く置き、肘は曲げません。

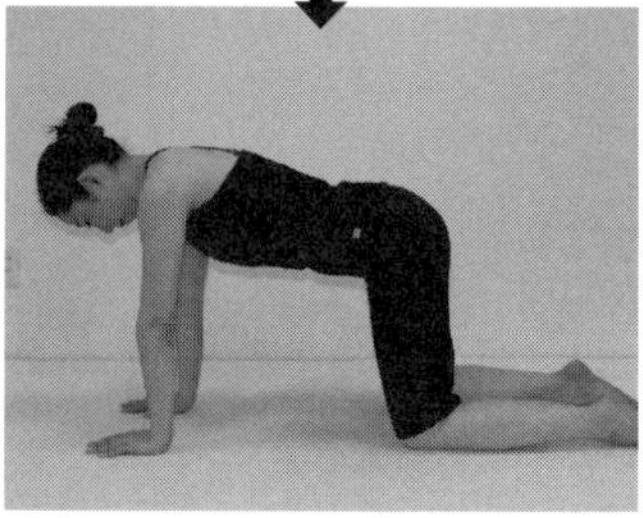

写真のように、身体が「コの字」になるように構えます。

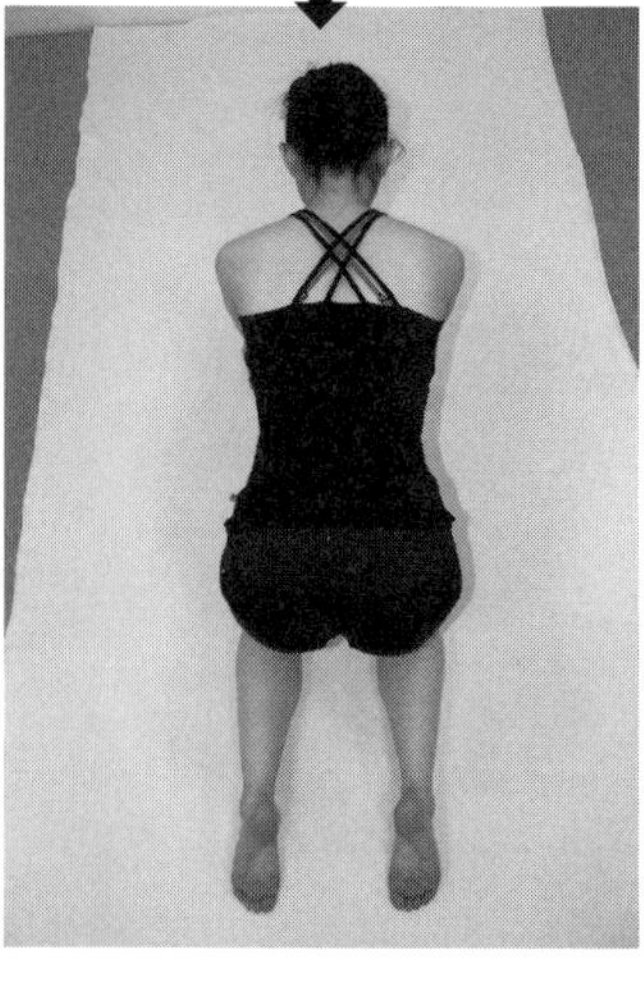

上から見るとこのような形になります。

※正中軸：身体の中心線

エクササイズ　1

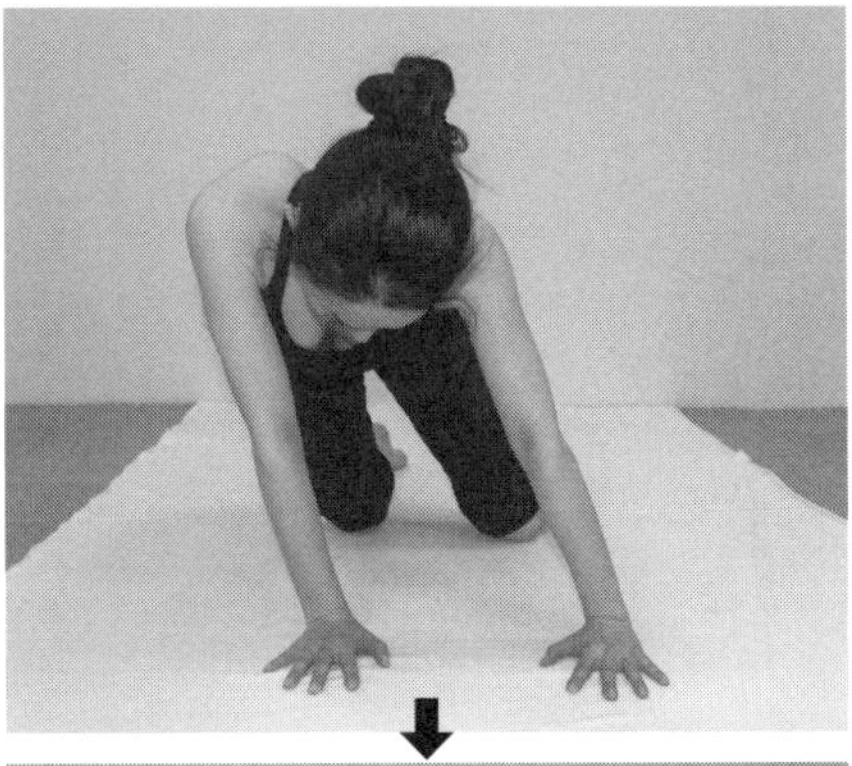

1

肘は曲げないまま、背中で大きく「円を描くように」回していきます。
ゆったりとした呼吸を繰り返しながら、なるべくゆっくりと回します。

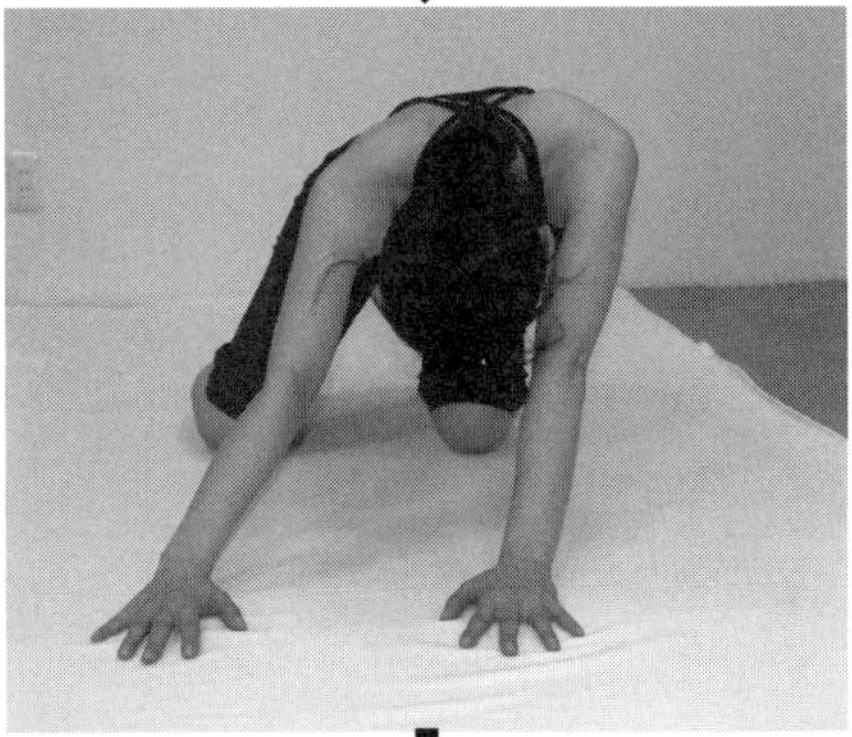

2

ゆったりとした呼吸とは、口からゆっくりとはき、鼻でゆっくりと吸っていく呼吸です。

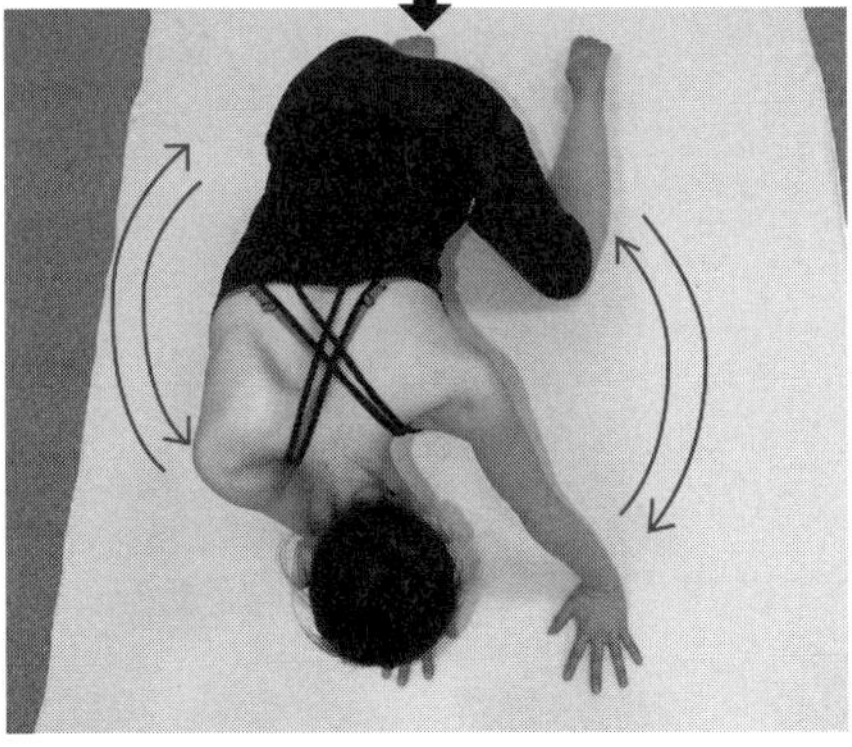

3

右回し、左回し、各7～8回ぐらい行いましょう。
なるべく後ろ側に大きく回すように心がけましょう。
※回数を多くやればいいわけではありません。

エクササイズ　2

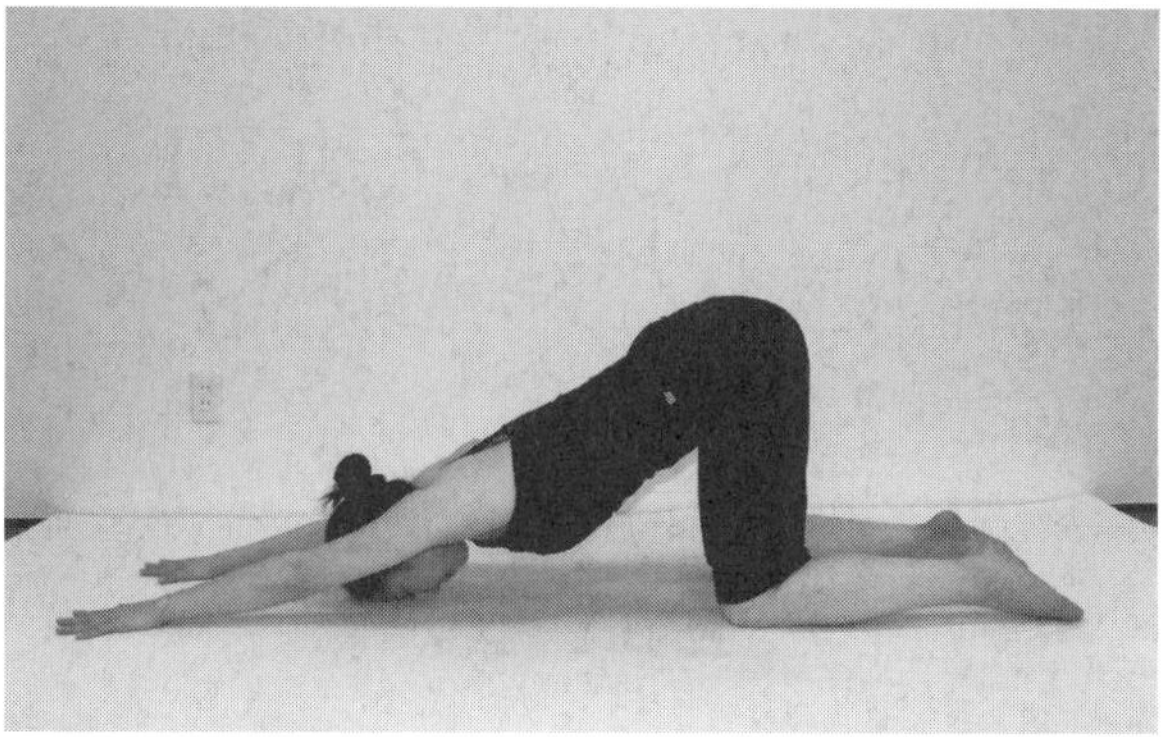

1

基本姿勢から肘を曲げて、腰を落とさずに、床に額をつけます。
床に額をつけたまま、手を前方にまっすぐ伸ばしましょう。

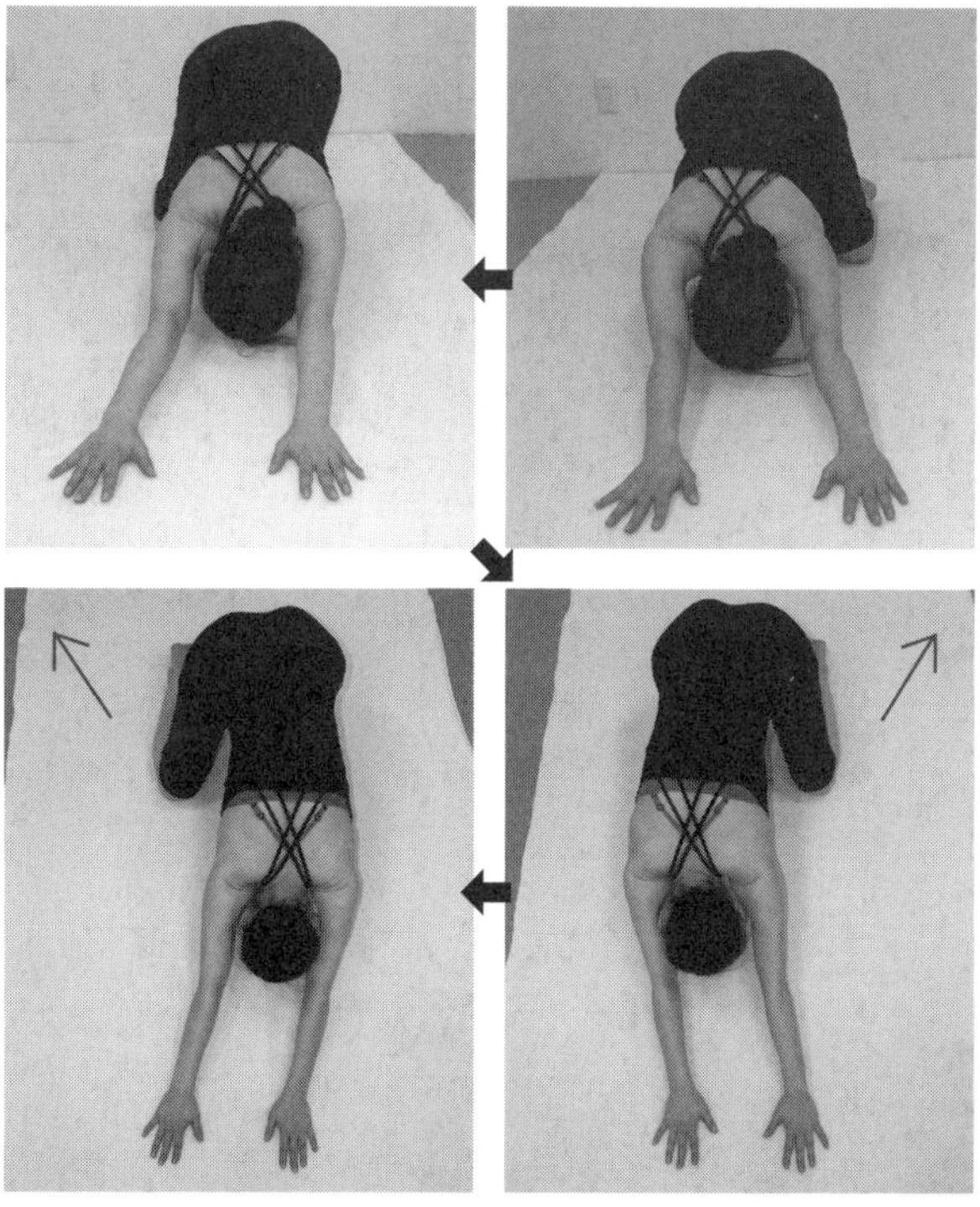

2

額を床から離さないようにしながら、腰を斜め後方に突き出します。
左右２回づつ行います。

エクササイズ　3

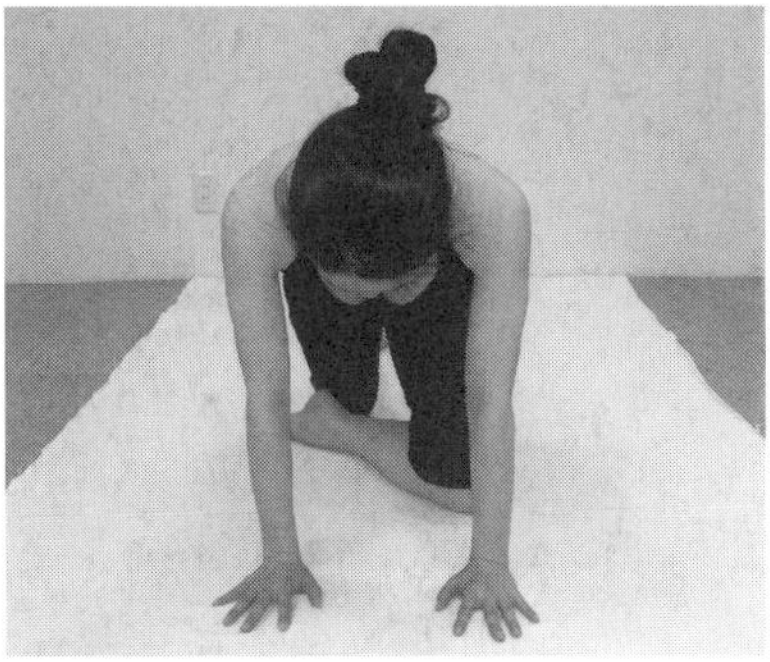

1 基本姿勢から、足を写真のように、斜め前に出します。

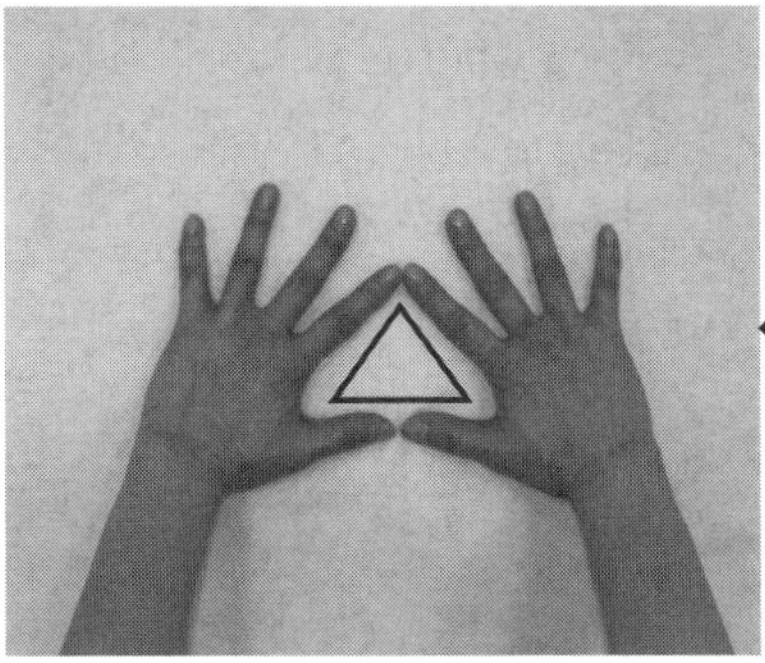

2 顔の真下に、手で三角を作ります。

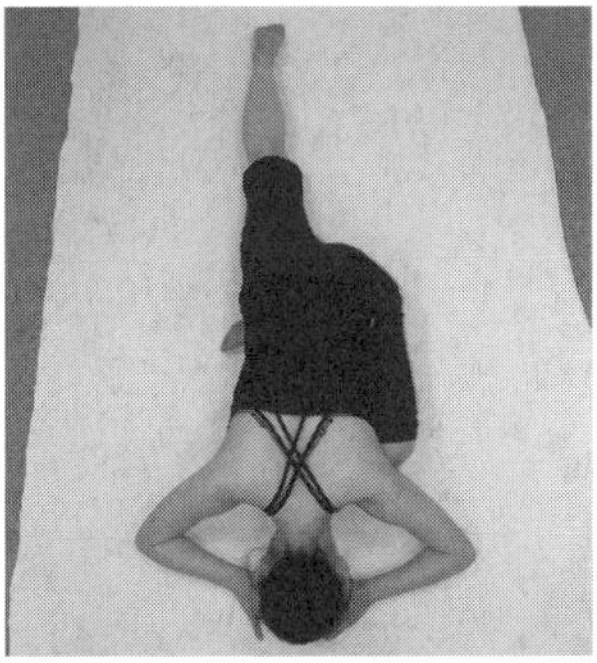

3 三角状のところに額を収め、後ろの足を、まっすぐ後方に突き出します。
※三角状の部分に額を当てると、身体全体がゆるめやすくなります。

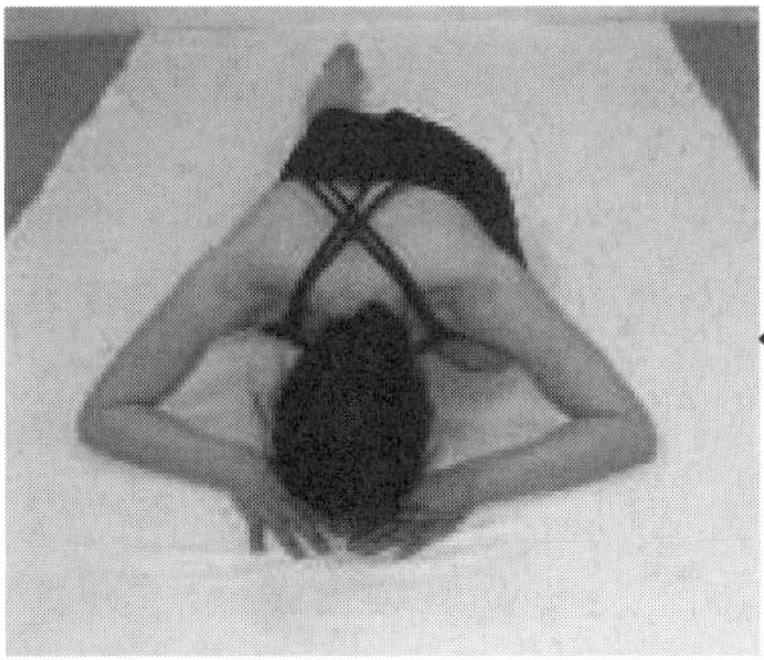

4 一番伸びる部分は、曲げた方の足のお尻の真ん中あたりです。深い呼吸だと身体はよく伸びます。三呼吸ほどかけて、ゆっくり行いましょう。

なるべく身体が平らになるように、低く身体を沈めましょう。
反対側の足も行います。
曲がりにくい方の足は、腱をよくほぐしておきましょう。
三呼吸ほどかけて、ゆっくりと深い呼吸で行うと、身体はかなり伸びてきます。
※長い時間をかけるような無理をしないようにしましょう。

おすすめ！　毎日の天健躰操

天健躰操とは、咀嚼《そしゃく》不足によって身体の滞りが出来てしまったところを、手で「ほぐす」「のばす」「ゆるめる」ことによって、滞りを解消し、身体の流れを元に戻します。天から授かった健康な状態の身体に戻す体操、それが「天健躰操」です。

顔面へのアプローチ

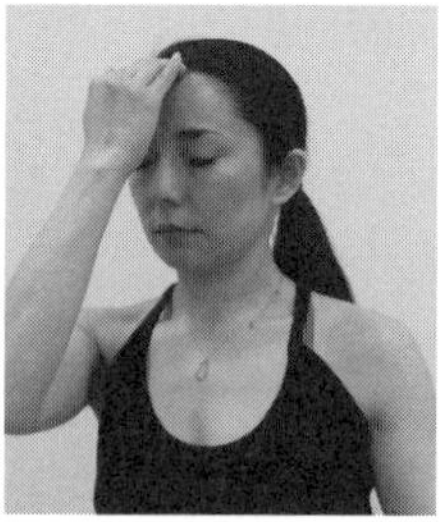

額の真ん中の小腸系のポイントをほぐすことによって、鼻呼吸が楽になります。鼻呼吸ができないと、息を吸った時に深い呼吸が出できなくなってしまい、肋骨が開きにくくなって、更に深い呼吸ができなくなってしまいます。

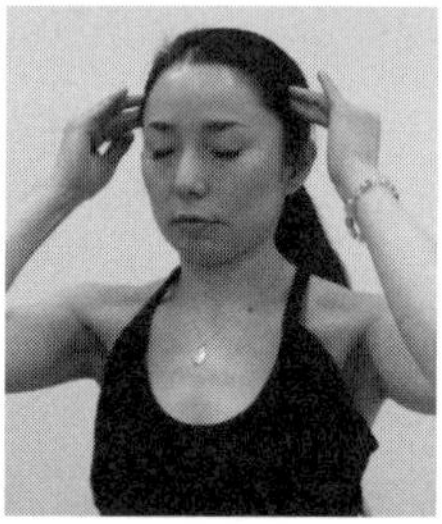

耳の上３cm ぐらい所に、免疫を高めるポイントがあります。食べ物の咀嚼が足りないと、ここの部分が滞り、押すと痛い箇所があります。そのままにしておくと、めまいなどを起こしたり、免疫力が低下すると考えられています。

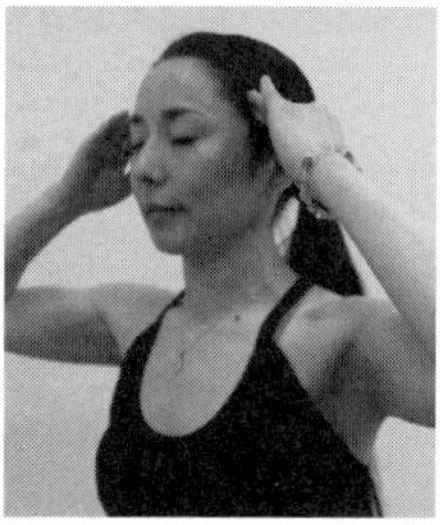

これらの部分を指で押し動かして、滞りを取るように、一日数回・一回数十秒、行うとよいでしょう。

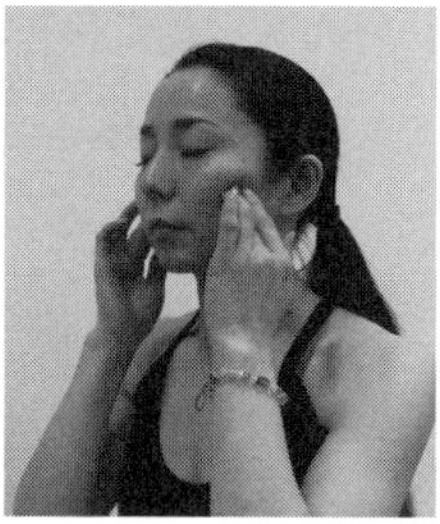

咀嚼不足で頬骨部分が滞ってしまうと、顎関節症になりやすいので、よくほぐすとよいでしょう。

顔面にある各腺をほぐす

顎下腺《がっかせん》

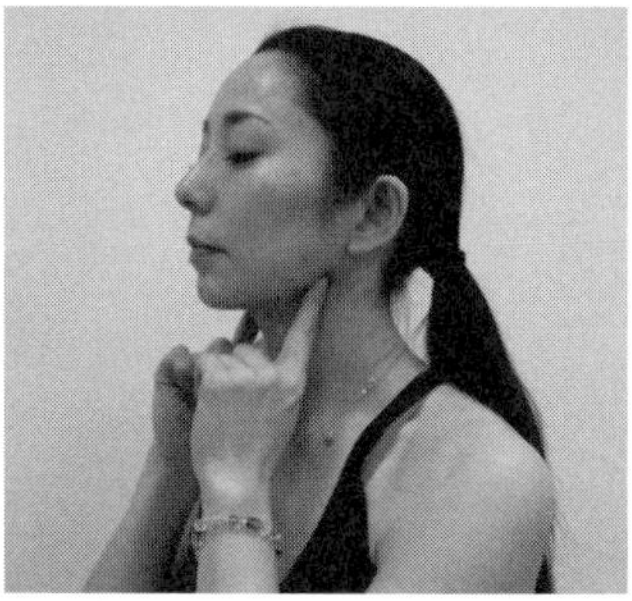

顎下線からの分泌物は、塩分の強い物を食べた時に多く分泌されます。胃液の刺激を軽減させて、胃壁を守る役割をします。顎下腺の分泌が少ないと、胃穿孔《いせんこう》や胃炎、胃酸過多や逆流性食道炎になりやすいとされます。

耳下腺《じかせん》

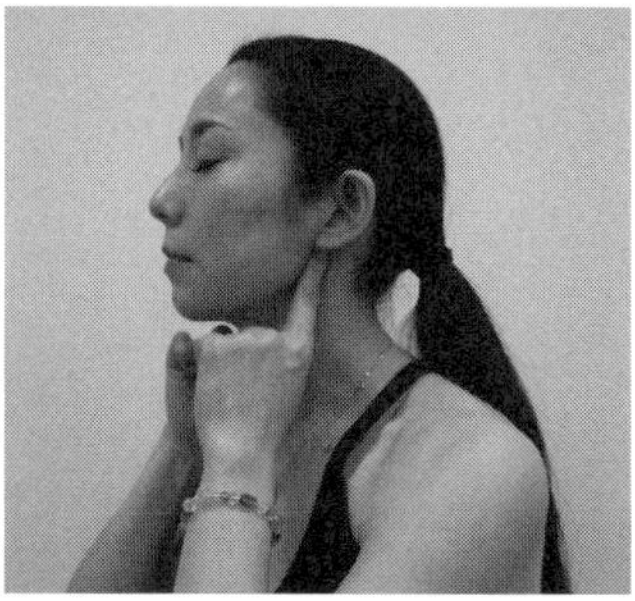

耳下腺からの分泌物は、酸味のある物を食べたときに多く分泌されます。酸っぱい物を食べると健康になる、といわれるのは、「耳下腺からの分泌物が体内に取り込まれ免疫力が上がる」からです。

舌下腺《ぜっかせん》

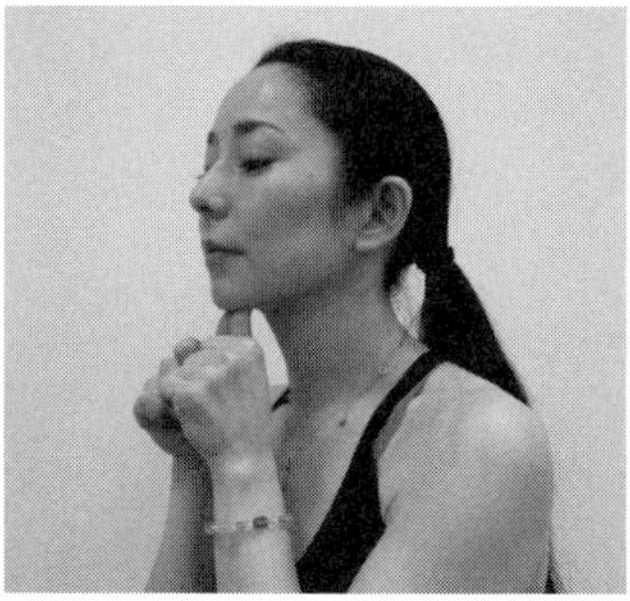

舌下腺からの分泌物は、糖分を摂った時に分泌されます。糖分と胃液が直接混ざり合うと、胃壁にダメージを与えるので、舌下腺からの分泌物で胃壁を守ります。

粘液腺《ねんえきせん》

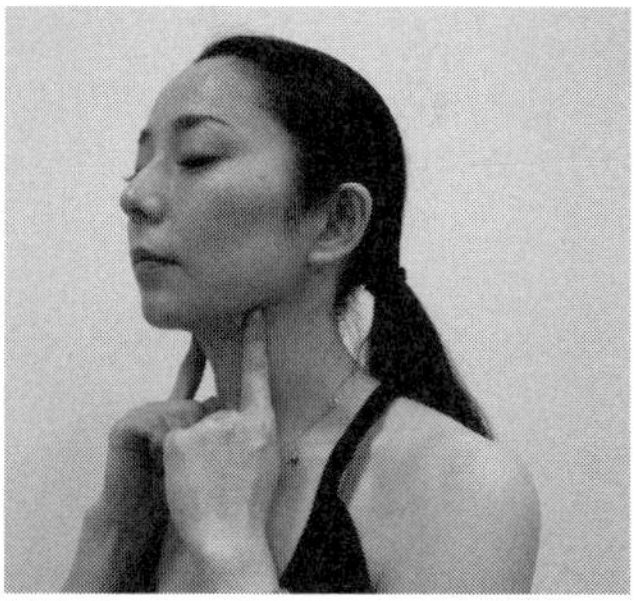

粘液腺からの分泌物は、食べ物を分解する酵素を含んでいて、食物を飲みこむ際にスムーズに食道を通るようにします。ここが滞ってしまうと、嚥下《えんげ》障害を起こしやすくなります。また、粘液腺の左側の系統が詰まると、鬱になりやすいと考えられています。

※写真で示している、ほぐす部分は実際に唾液の出る箇所ではありません。

上半身へのアプローチ

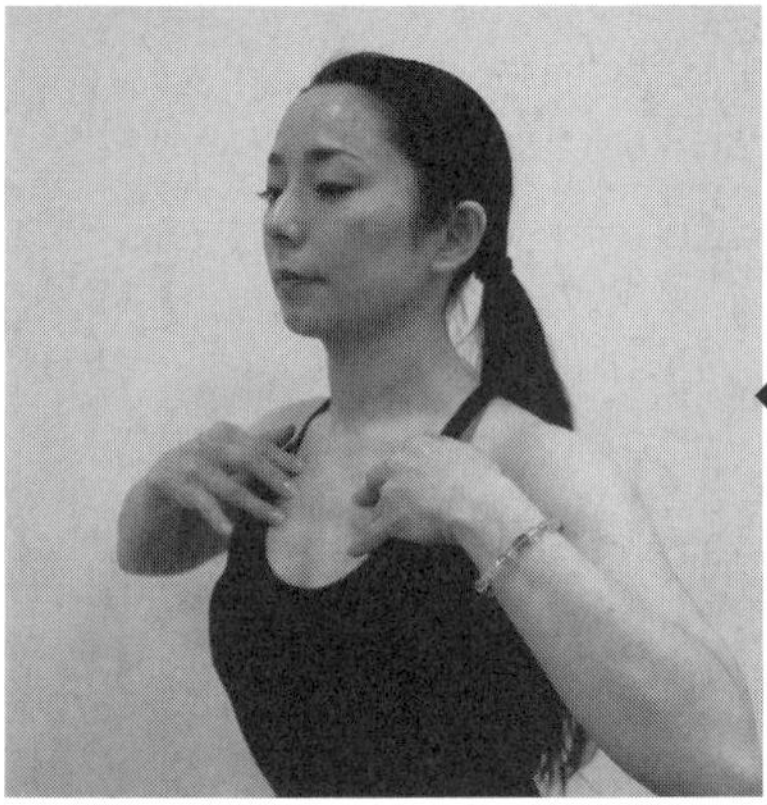

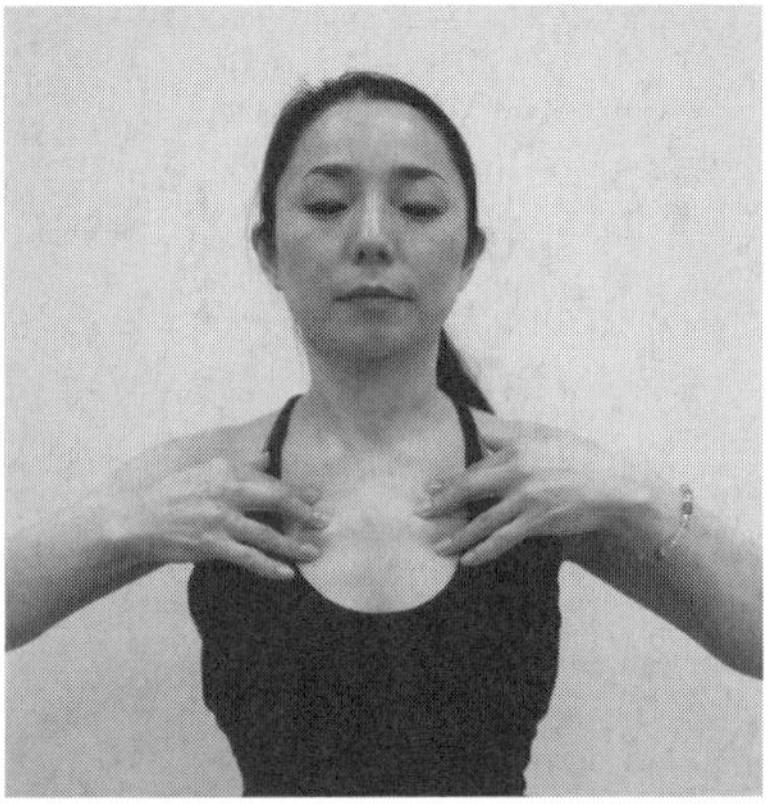

咀嚼不足によって肋骨の間に滞りができてしまうと、胸が開きにくくなってしまいます。すると、深い呼吸ができなくなり、活力が落ち、日常の動作が息苦しくなってしまいます。指を肋骨の隙間にあて、内側から外側へ、胸部の骨の間の滞りを取るようにほぐしましょう。

また、この部分は頭を支える腱が無数に張り巡らされているので、この部分の滞りが、頭を動きにくくしている原因になります。

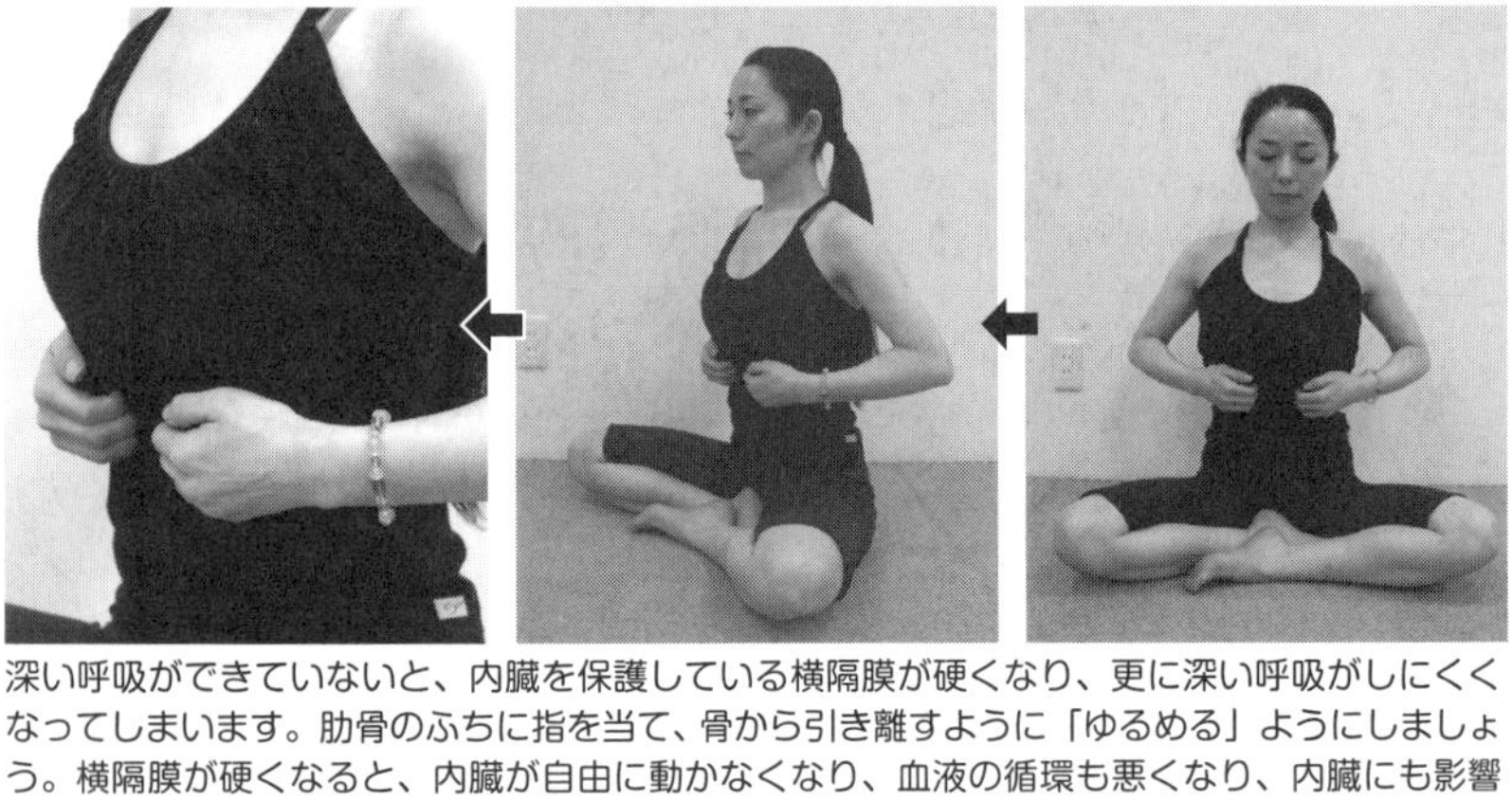

深い呼吸ができていないと、内臓を保護している横隔膜が硬くなり、更に深い呼吸がしにくくなってしまいます。肋骨のふちに指を当て、骨から引き離すように「ゆるめる」ようにしましょう。横隔膜が硬くなると、内臓が自由に動かなくなり、血液の循環も悪くなり、内臓にも影響を与えてしまいます。

下半身へのアプローチ

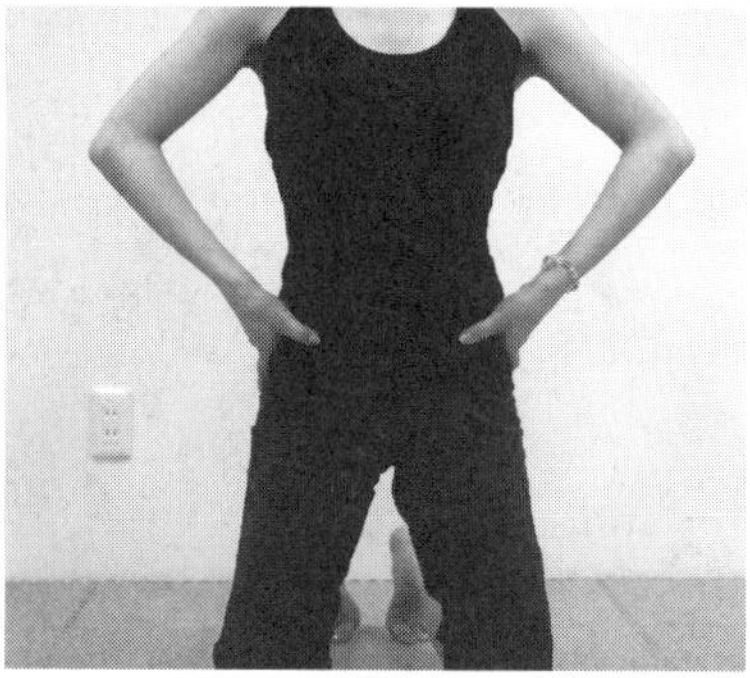

胃腸全体が下がってしまうと、腸骨のふちが下の方に引っ張られて、緊張して硬くなってしまいます。このふちを指で押しながら「ゆるめる」ようにしましょう。仰向けの姿勢で「ほぐす」「ゆるめる」と、楽にできますので、朝晩、寝床でするとよいでしょう。

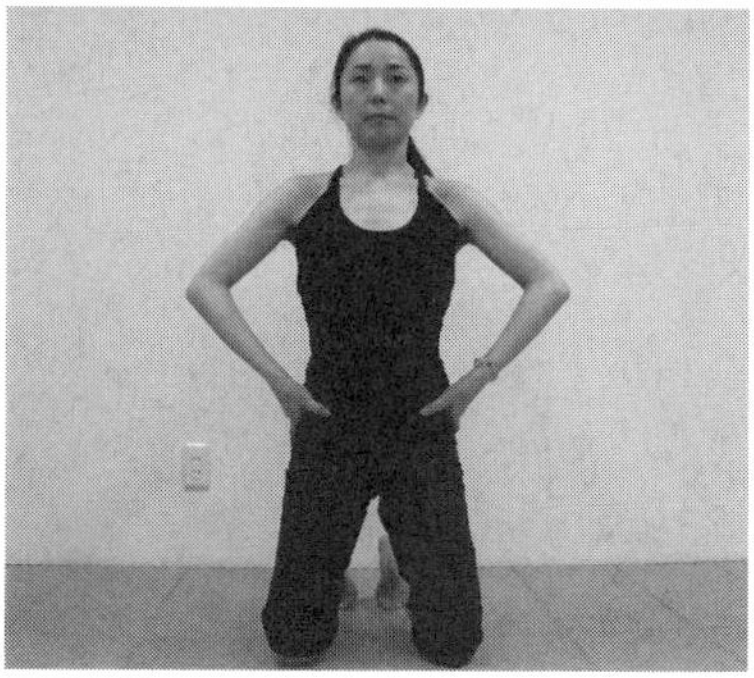

胃腸全体は、お腹の部分に中性浮力のように浮いているのが正常なあり方です。しかし、咀嚼不足によって、小腸、大腸にストレスを掛けると、腸全体が硬く動きにくくなってしまいます。すると、胃腸全体が正常の位置より下がってしまいます。

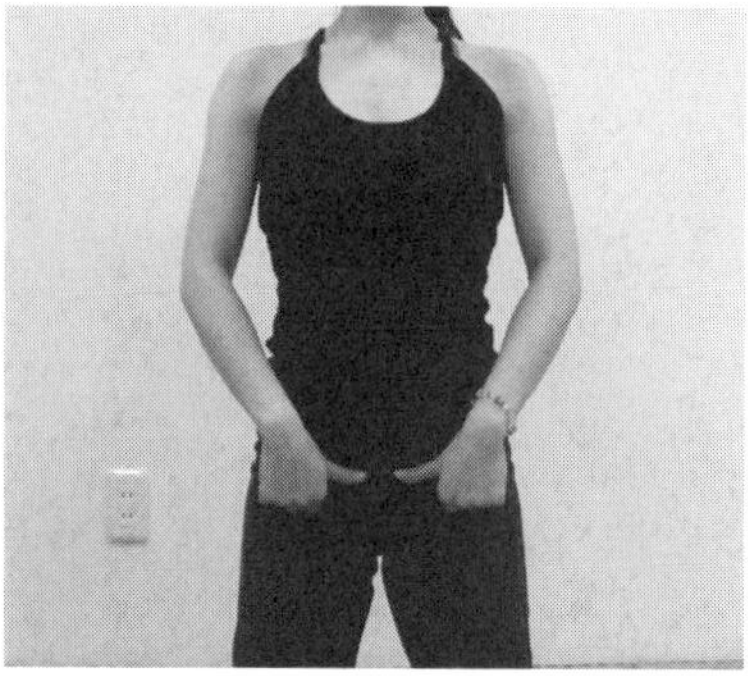

5mm 間隔で、丁寧に恥骨のふちを引き離すように「ゆるめる」ようにしましょう。この部分は、男性の場合、恥骨の底に前立腺があるので、前立腺肥大となってしまう心配があります。女性の場合は、恥骨のふちは性ホルモンの分泌の要となっているので、この部分が痛い場合、性感も落ちてくるので、セックスに支障が出てきます。

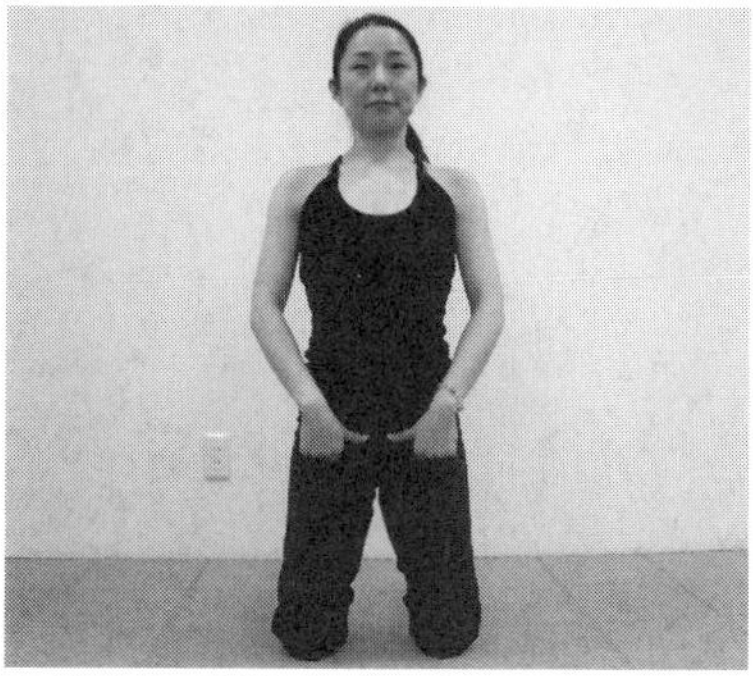

咀嚼不足で胃腸全体が下がってくると、恥骨が圧迫され、ストレスが生じます。恥骨のふちを押すと、癒着していれば、痛みを感じるようになります。

Column

セルフメディケーションとしての「天城流湯治法エクササイズ」

「天城流湯治法エクササイズ」の基となっている天城流湯治法は、セルフエクササイズを主体とした療法に、錬堂先生の探究心が結実した健康になるための知恵が組み込まれており、治療家の方のみならず一般の方まで誰でも簡単に実践できることが大きな特徴であると思われます。

とくに膝や肩、腰、首の疼痛に対するアプローチは簡単な手技ながら整形外科医の私も驚きの効果を発揮します。

この療法は解剖学を主体とする西洋医学や東洋医学とも異なる独自の治療概念からなり、萎縮してしまった腱を「のばす」、硬くなってしまった筋肉を「ほぐす」、骨と筋肉が癒着してしまったところを「ゆるめる」、骨は骨、筋肉は筋肉、腱は腱と別々に動くように戻すことを基本としています。末梢の筋腱の不具合を見つけて調整することにより大関節の症状を改善していきます。

また、筋肉や腱をピンポイントで押すことによる広汎性侵害抑制調節のような疼痛軽減も期待できるため、セルフメディケーションとしても普及が期待される療法です。現在も錬堂先生のデータは日々蓄積中であり、さらなる発展が楽しみです。

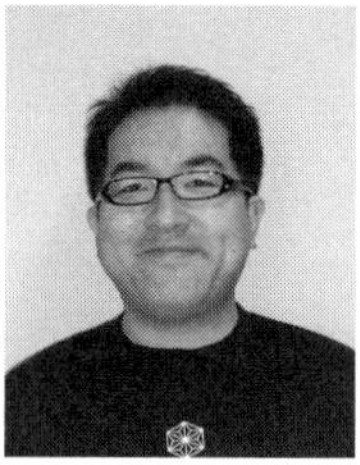

伊澤亮平
上杉山クリニック院長
医学博士
日本整形外科学会専門医、天城流湯治士補
ドイツ振動医学推進協会実践医、
国際 Mackenzie 協会認定療法士

顔診法《がんしんほう》とは？

顔や姿勢など、外見から身体の状態を診断する方法に「望診法」と「顔診法」という2つの方法があります。「望診法」とは、その人の体型、歩き方、立ち姿、傾き加減・曲がり具合、姿勢、立ち振る舞いによって体調を見定める方法です。（この方法は、クライアントとの信頼感を深める重要な方法ですが、厳密には、診断法ではありません）。

一方「顔診法」とは、顔つき、顔色、顔のむくみ・バランスを見て、その人の内臓の状態を把握することをいいます。身体には、その人の滞りや不調が色々な形で現れます。それは顔も同様で、顔色、膨らみ、へこみ、湾曲、などといった形で分かります。この方法は、鏡を見れば自分で確認できるので、日々の自分の身体の不調や、内臓状態を早めに把握して健康を維持することができます。

それでは、この「顔診法」について、紹介していきましょう。

顔の部位で表す内臓の位置

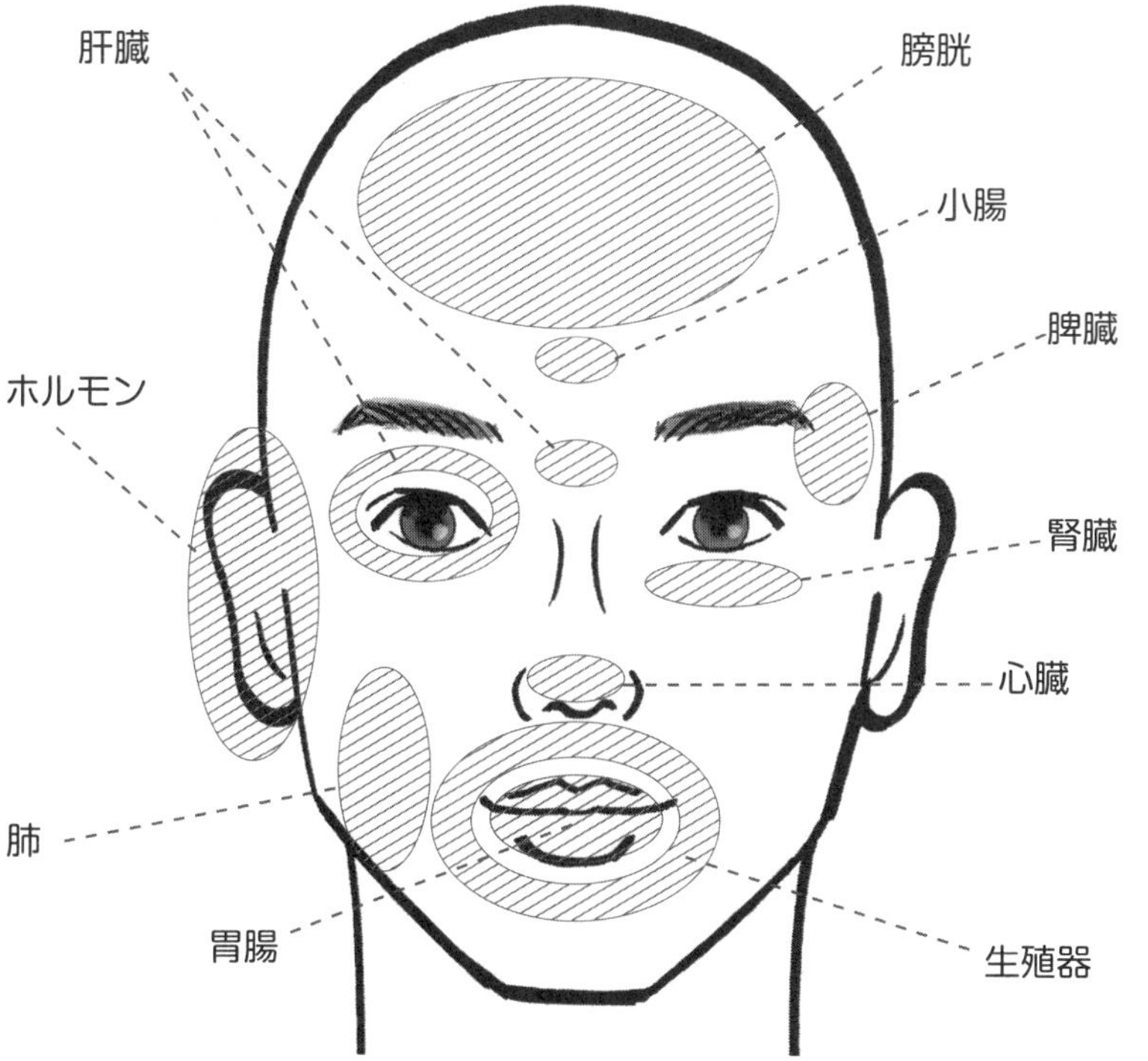

顔の部位から、内臓の状態を把握することができます。左右対称となる各部位の大小、色、陰りなどで判断します。

たとえば、右目と比べて左目が小さい場合は、左側の骨格・筋肉・内臓などが滞っていることを表します。それは、左腰の痛み、左膝の痛み、左側にある臓器（心臓・胃の上部・横行結腸から下行結腸の間）の機能低下となって表れているのです。

※ここでは右側の臓器とは、肝臓、十二指腸を指します。

眉間《みけん》（肝臓）

眉間のシワ

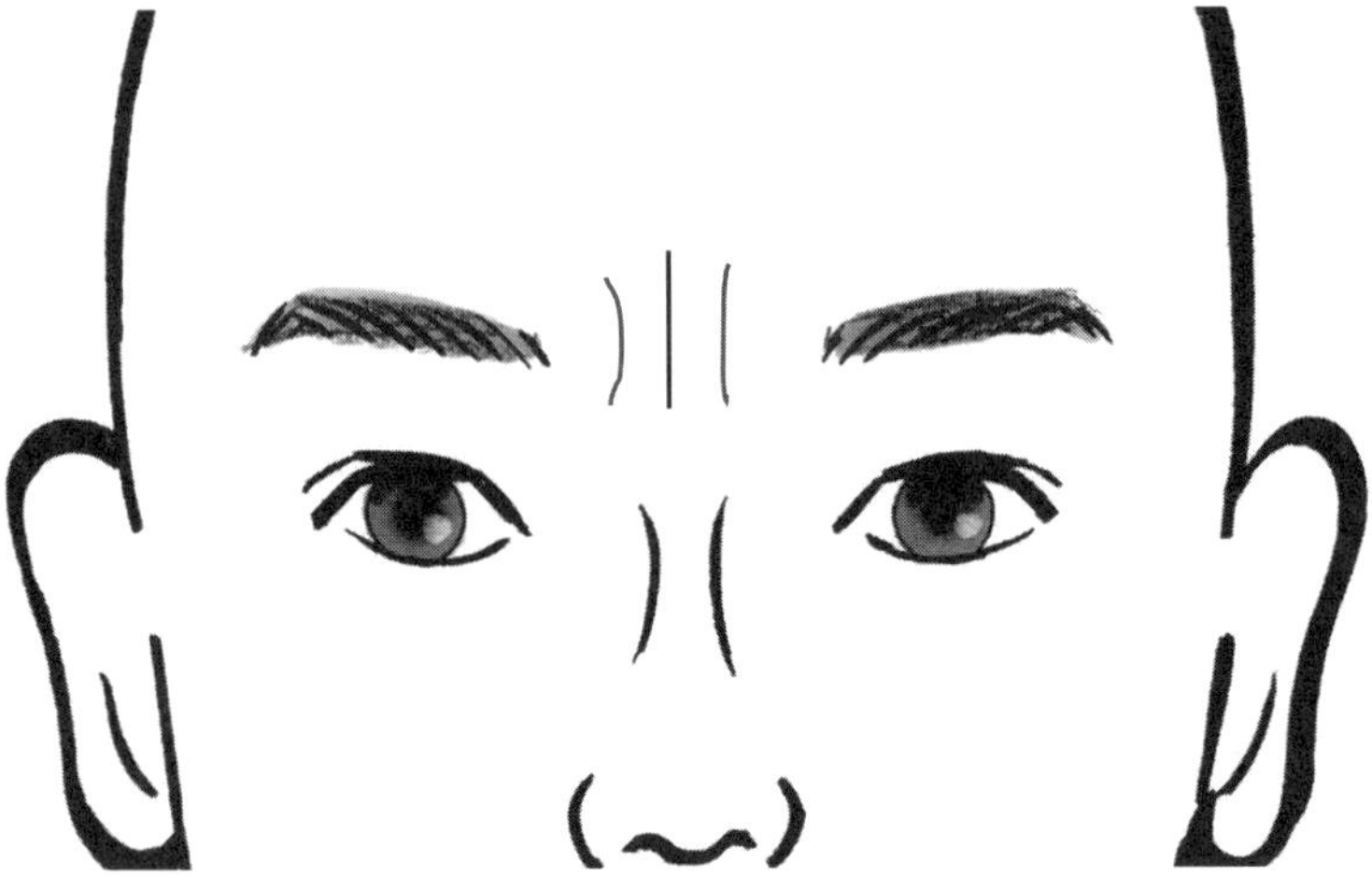

眉間は、肝臓と肺の状態を表します。眉間にシワがある場合、肝臓にもシワが寄って働きが低下していると考えられます。肝臓の働きが低下すると、血液の浄化がうまくいかずに、汚れた血液が身体を循環してしまうのでイライラしてしまい、更に眉間にシワが寄ります。眉間にシワが寄るほど、肝臓が硬くなっていると考えられます。

眉間のふくらみ

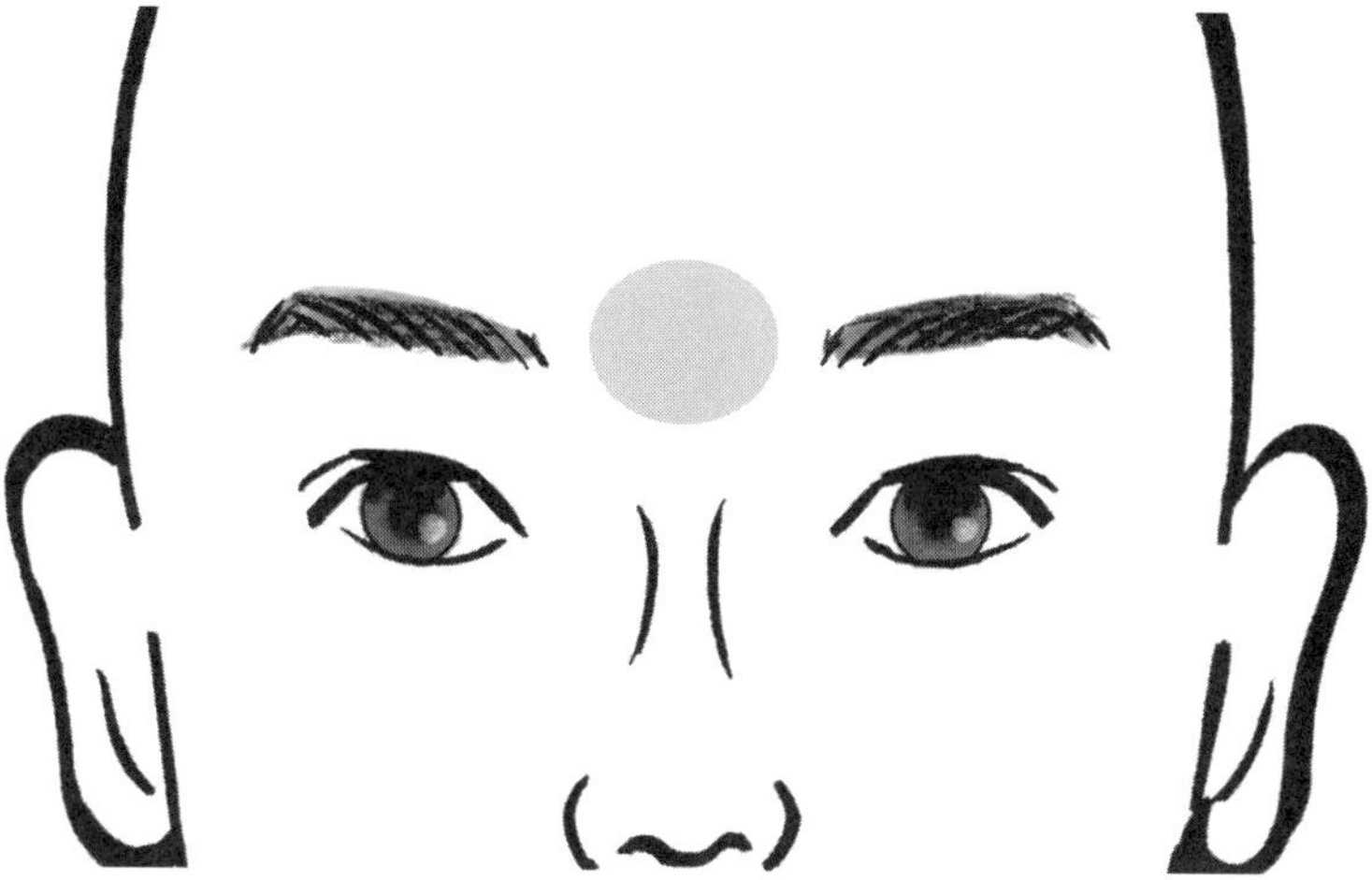

眉間がふくれている場合は、肝臓肥大の兆候です。甘い物の摂りすぎか、動物性脂肪の摂りすぎなので、甘い物や肉食をなるべく控えるようにしましょう。高脂血症などの症状でも、この兆候が表われます。

※肝臓系に支障が出てくると、身体の右側のあちこちに滞りができるので、押すと痛い場所ができます。たとえば、右の手の平の真ん中、右腕の真ん中、右足の真ん中、右足裏の真ん中です。このように、肝臓系の不調は、右側の器官の中央に「滞り」となって現れます。内臓から身体へ、身体の滞りから内臓へ、影響は相関性で起こるのです。

眉間《みけん》（肺）

眉間の横ジワ

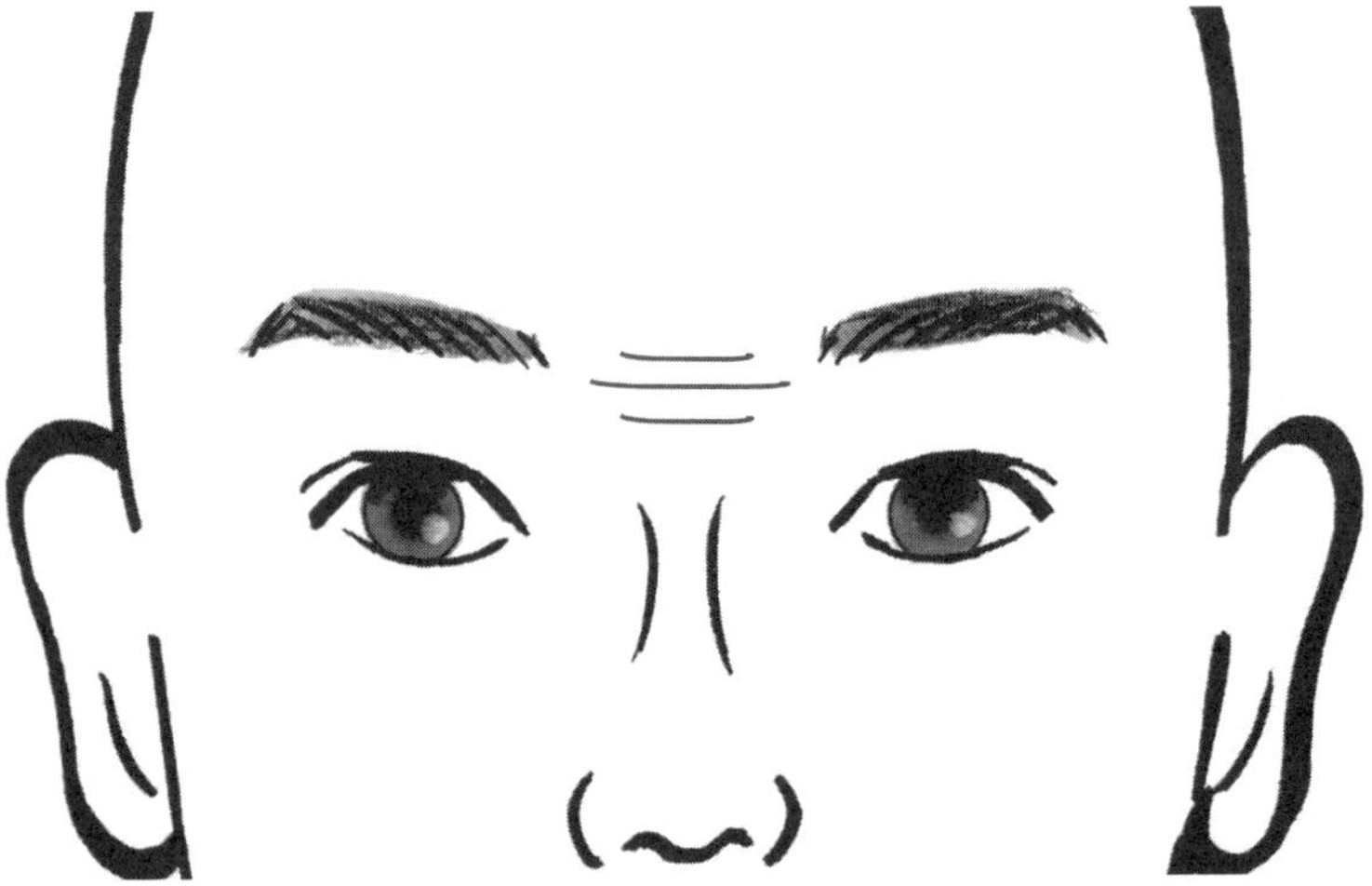

眉間の横ジワは肝炎の前兆で、お酒の飲みすぎや、刺激物を多く取りすぎたことが原因と考えられます。しかし、このような生活習慣がない人でも、肝臓が悪くなるときがあります。これは、身体の右側の骨格が歪んでいたり、日常で右肩が下がるような姿勢をしていたりすることにより、肝臓への圧迫が生じ、その兆候として眉間に横ジワが現れた、と考えられます。

眼

眼球の斜め上に痛み、白目が黄色くなる

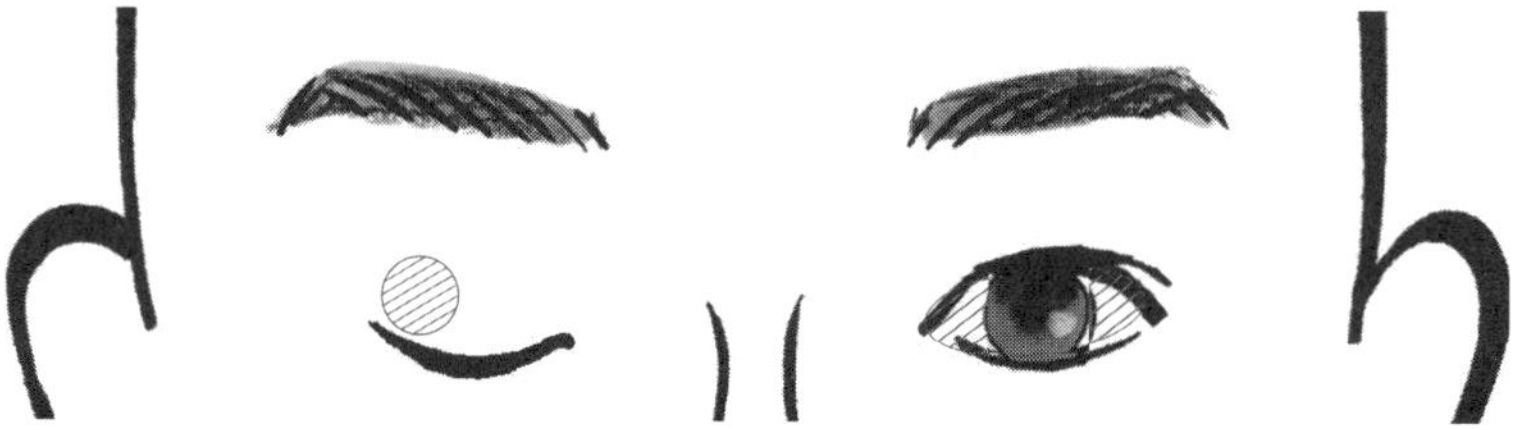

眼を閉じて、眼球の斜め上を押して痛い場合も、肝臓に負担が掛かっている兆候と考えます。あまり強く押すと目がかすむので、そっと軽く押して、確かめてみましょう。肝臓が相当悪くなってくると、眼球の血液・リンパ液の流れが悪くなって、白目が黄色く黄疸のようになってきます。

目ヤニが出やすい、目尻のシワ

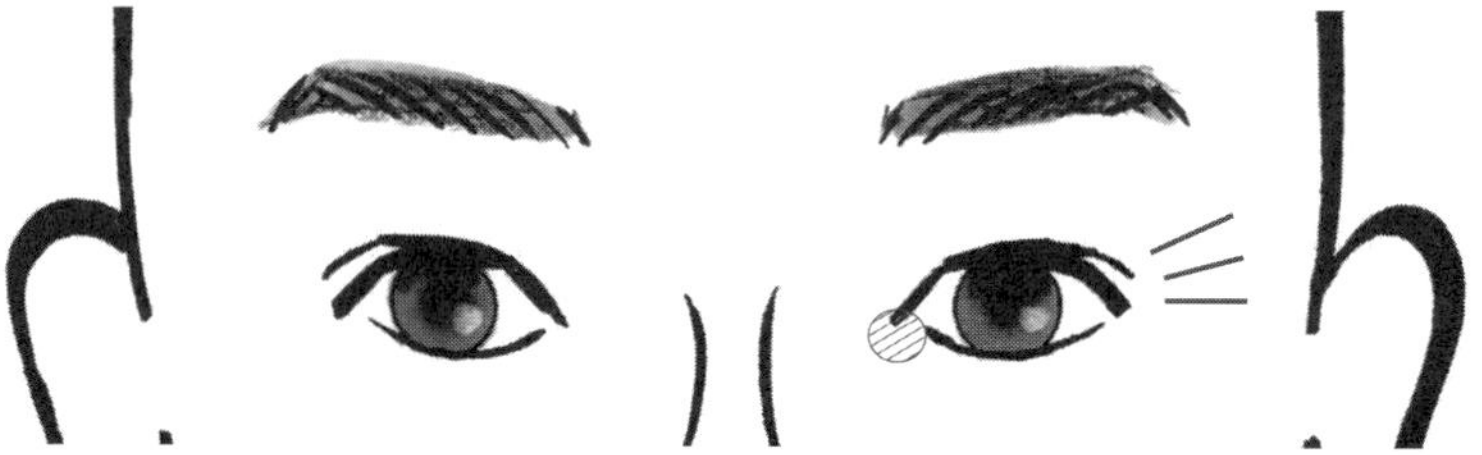

目ヤニが出やすいのは乳製品を摂りすぎの場合があり、目から乳製品がチーズのようになって出ている、と考えられます。

目尻のシワは、肺の下部の滞りのせいで、呼吸が浅いことを表します。鎖骨の下側に、硬い滞りがあると考えられます。

目の下（腎臓）

目の下のフチのむくみ

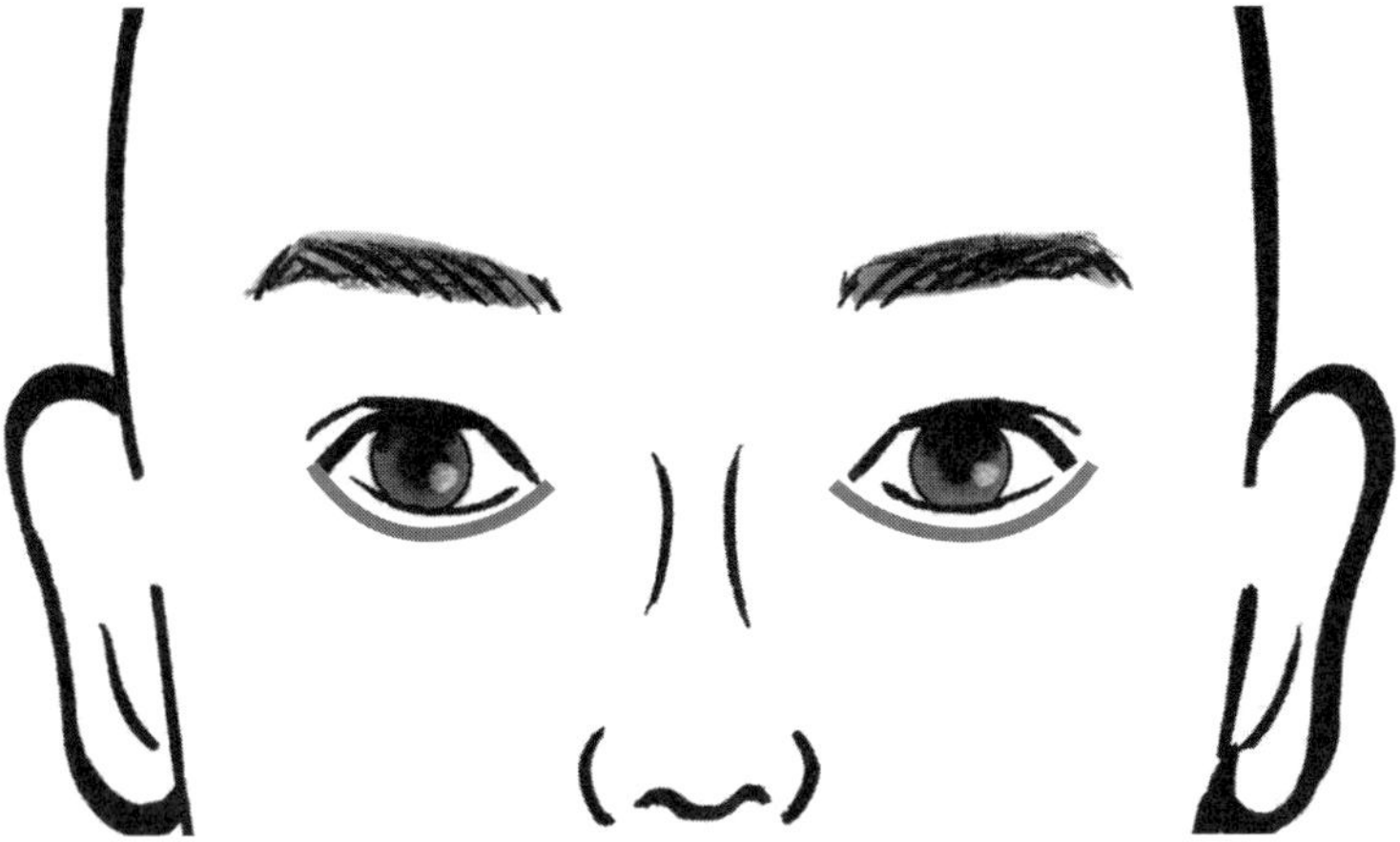

目の下のフチは腎臓の状態を表します。前の晩に、お酒などを飲みすぎると、腎臓に負担が掛かり、目のフチが膨らみ、顔全体がむくんだように見えます。しかしこれは、目の下あたりがむくむので、顔全体がむくんでいるように見えるのです。普段から目の下がむくんでいる場合は、腎臓に負担が掛かっていて腎臓が肥大している状態である、と考えられます。

目の下のくま

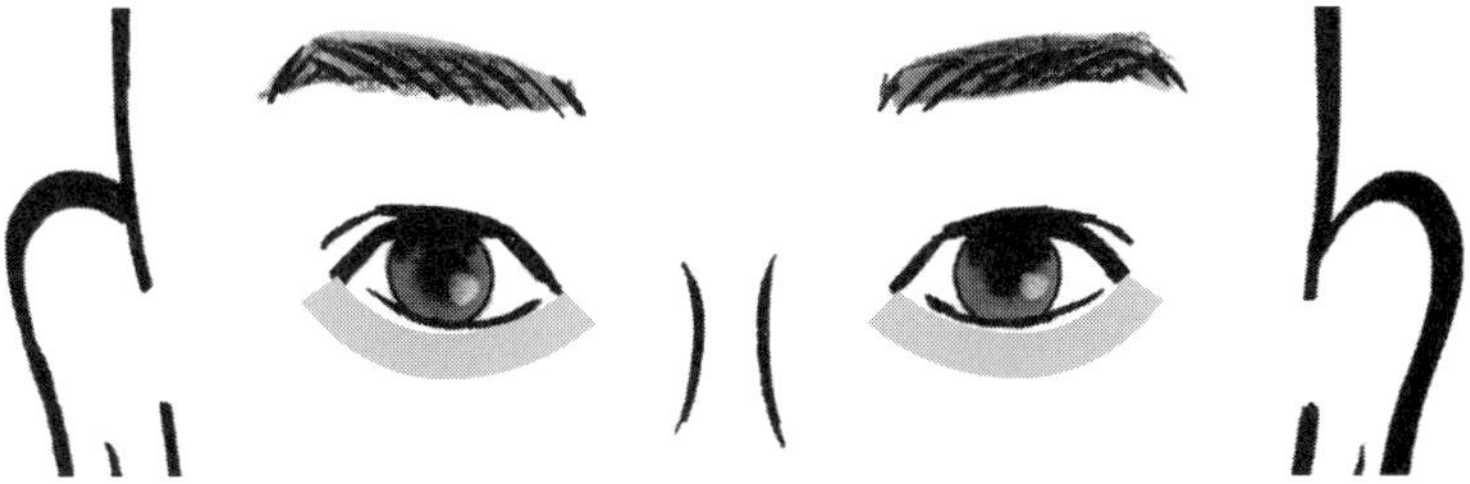

目の下のくまは腎臓の硬直を表します。これは、日内リズムが逆になり、昼と夜の行動が逆転し、「代謝の時間」に食べ物を食べたり、「消化の時間」に寝ていることが多いために起こります。このほか、化学物質・ケミカル系の薬物などが体内に蓄積したり、また、過度なセックスをすると、この様なくまができると考えられています。

目のフチの脂肪のかたまり

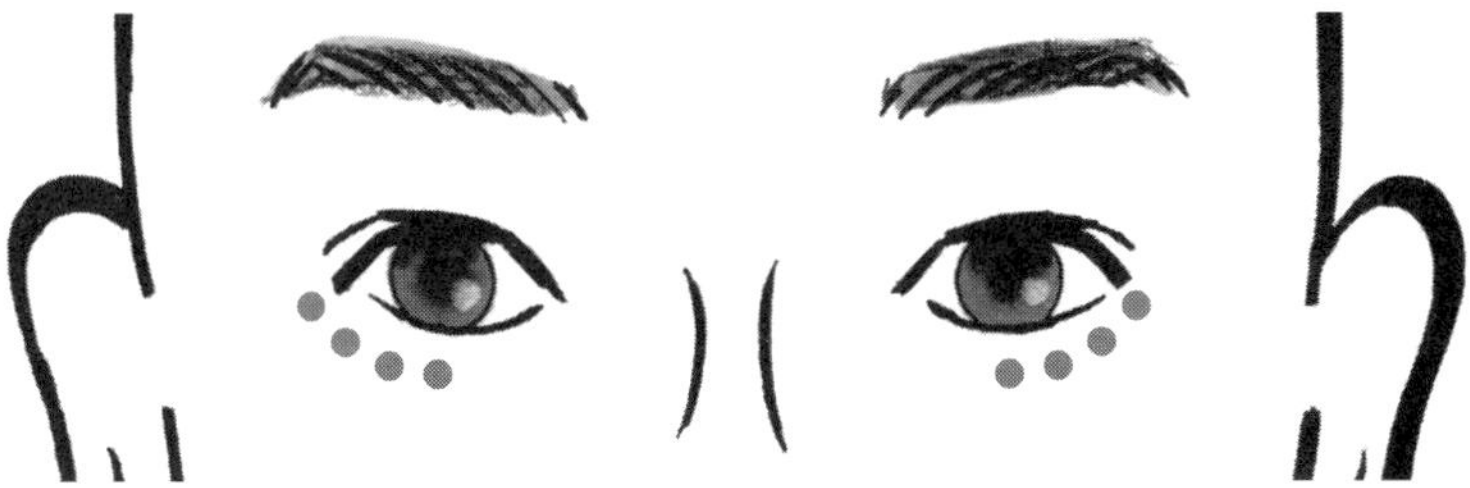

目のフチに、脂肪のかたまりのような、吹き出物のような、小さなふくらみが数個できることがあります。これは、腎結石の兆候と考えられます。ここに2個あれば、腎結石は2個あると思われます。

目の下を押して痛い場合

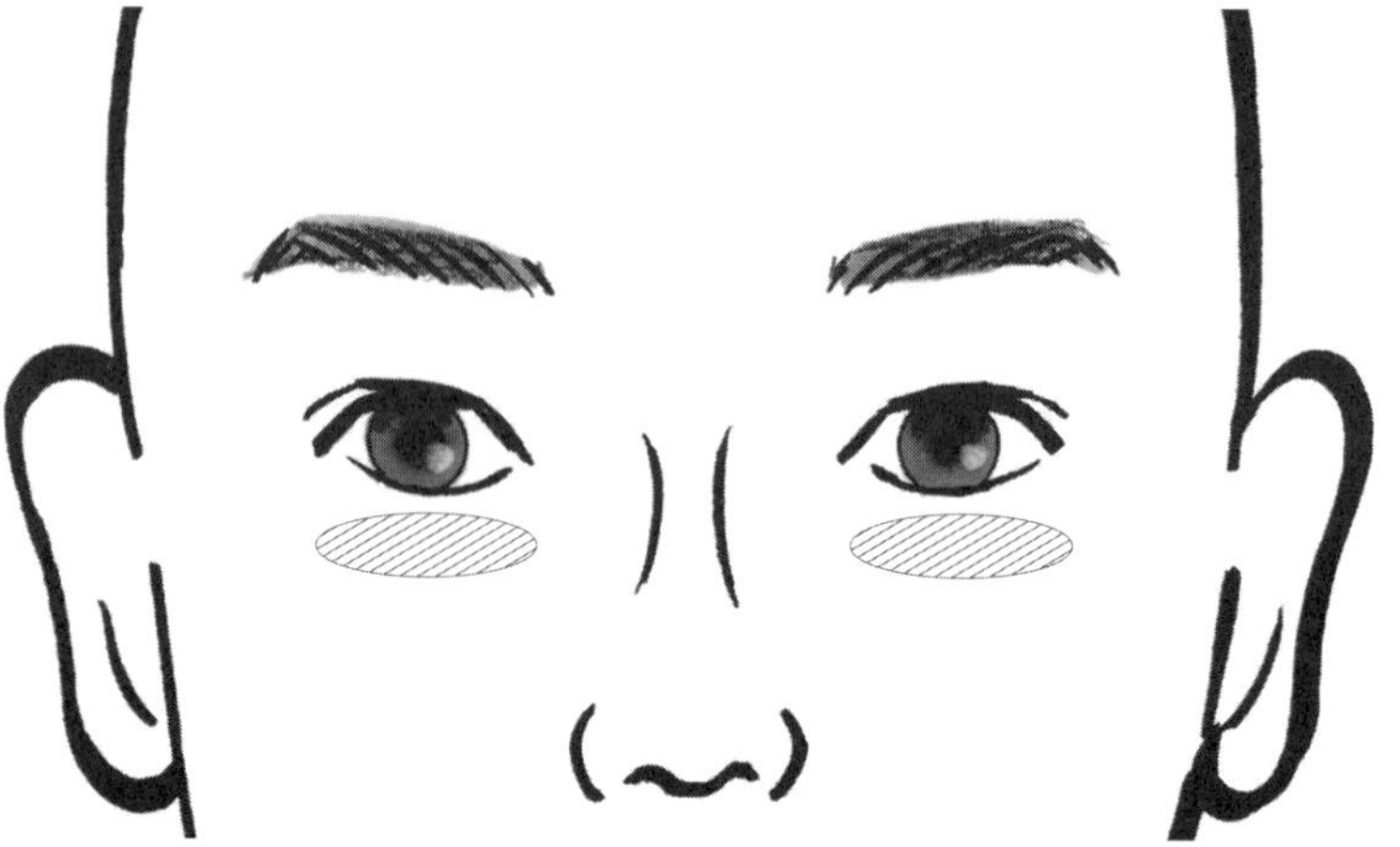

目の下を押して痛い場合は、精神的に負担が掛かっている場合があります。これは愛想笑いをしなければならないような職種の人に起こりがちな症状です。自分の気持ちを抑え、相手に対して良い顔を見せなければならない場合、また、心とは裏腹に笑顔を振りまくことが多い場合など、無理して笑顔を作るので、身体に対するストレスとして、顔が引きつってくるのです。顔が引きつって硬直すると、次に腎臓へ影響を与える可能性があります（第三のシグナル・内臓）。腎臓に負担が掛かると、腎臓が位置するお尻上部周辺が緊張し、腰痛へとつながってしまいます。

目の下の膨らみ、たるみ

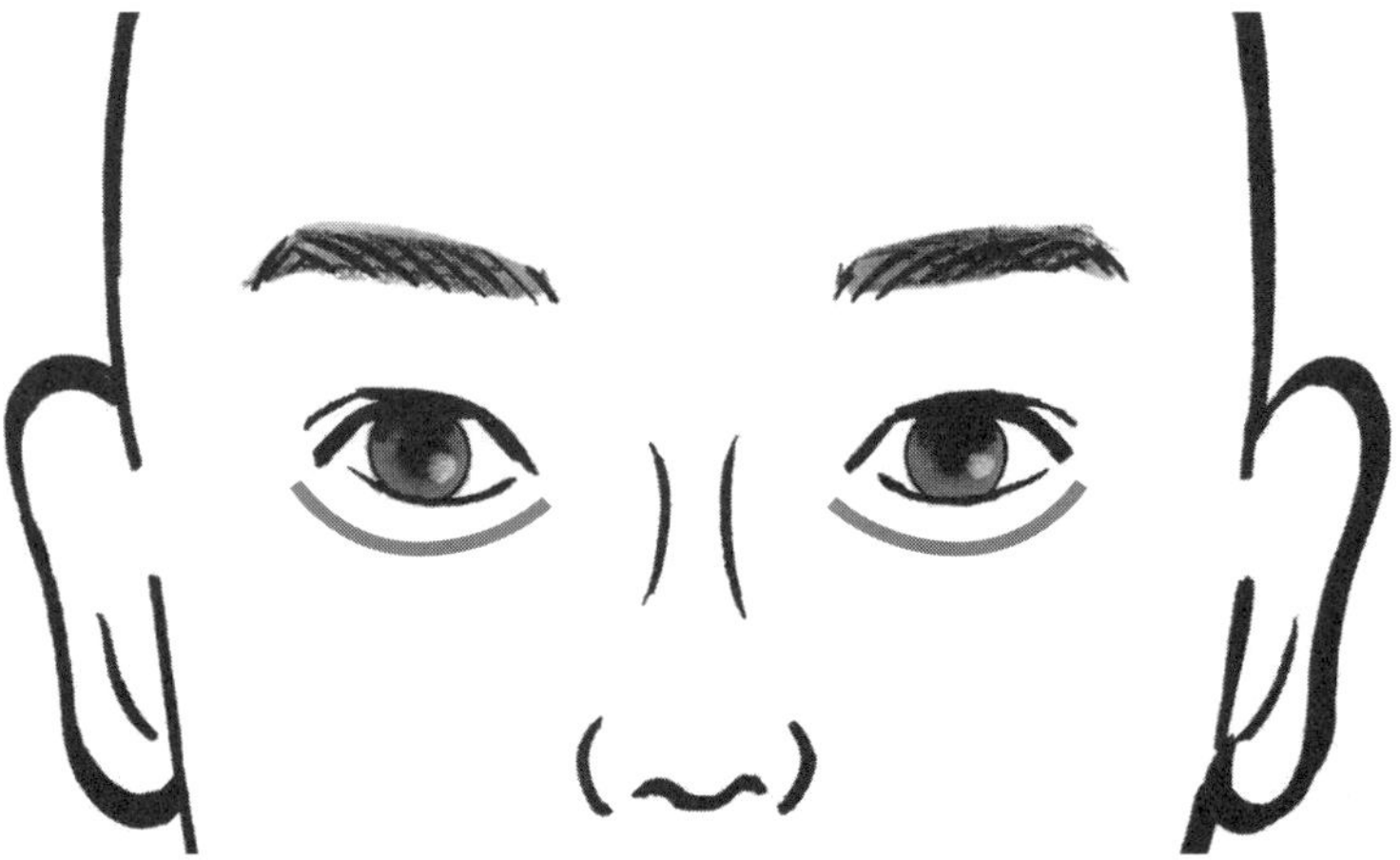

目の下が膨らむ、たるむのは、腎臓肥大の兆候であると考えます。アルコール類の摂取や深夜の飲食など、これらを習慣的に続けると、日内リズムが乱れ、代謝がスムーズにいかず、目のフチがむくむ原因になります。

一般的に、腎臓の障害は塩分の摂りすぎといわれていますが、質の良い塩分であれば腎機能が低下しない、と考えられています。腎臓に負担を掛けるものは、実は塩分よりも、化学物質が混じった食べ物なのです。化学物質が混じった物を食べてしまうと、それを除去しようとして、腎臓に負担を掛けてしまうのです。

頬（肺）

肺の状態

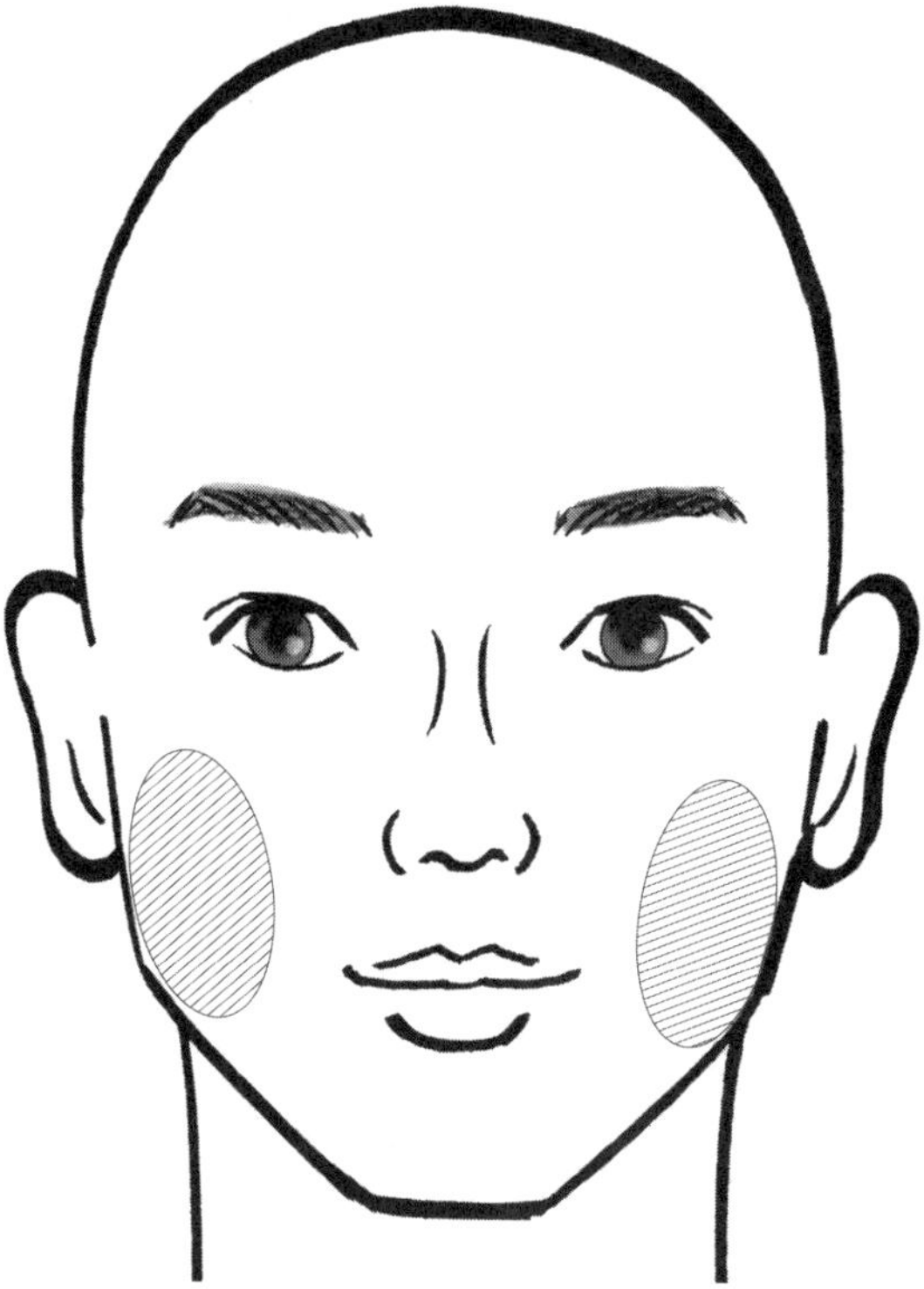

頬は、肺の状態を表します。肥満になり、胸骨の周りに脂肪がついてしまうと、肺が圧迫され正常に機能できなくなります。その兆候として、頬が黒ずんでくるのです。

こめかみ（脾臓）

脾臓の状態

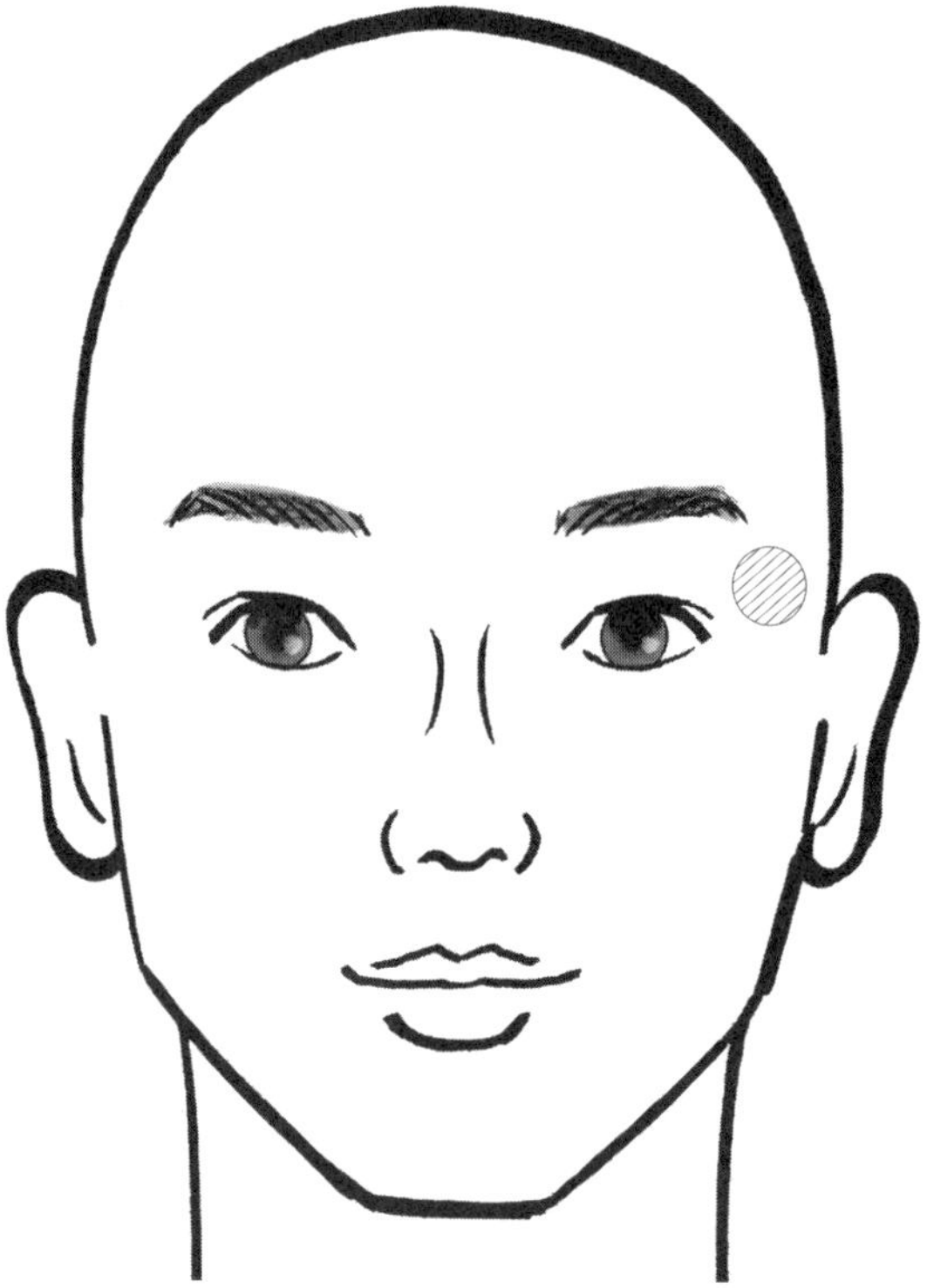

左側のこめかみは、脾臓の状態を表します。こめかみの左側に黒いシミができると、脾臓に何らかの障害を持つことが考えられます。

※黒く大きなシミができた場合は、別の可能性も考えられます。病院で検査してもらいましょう。

鼻（心臓）

心臓の状態

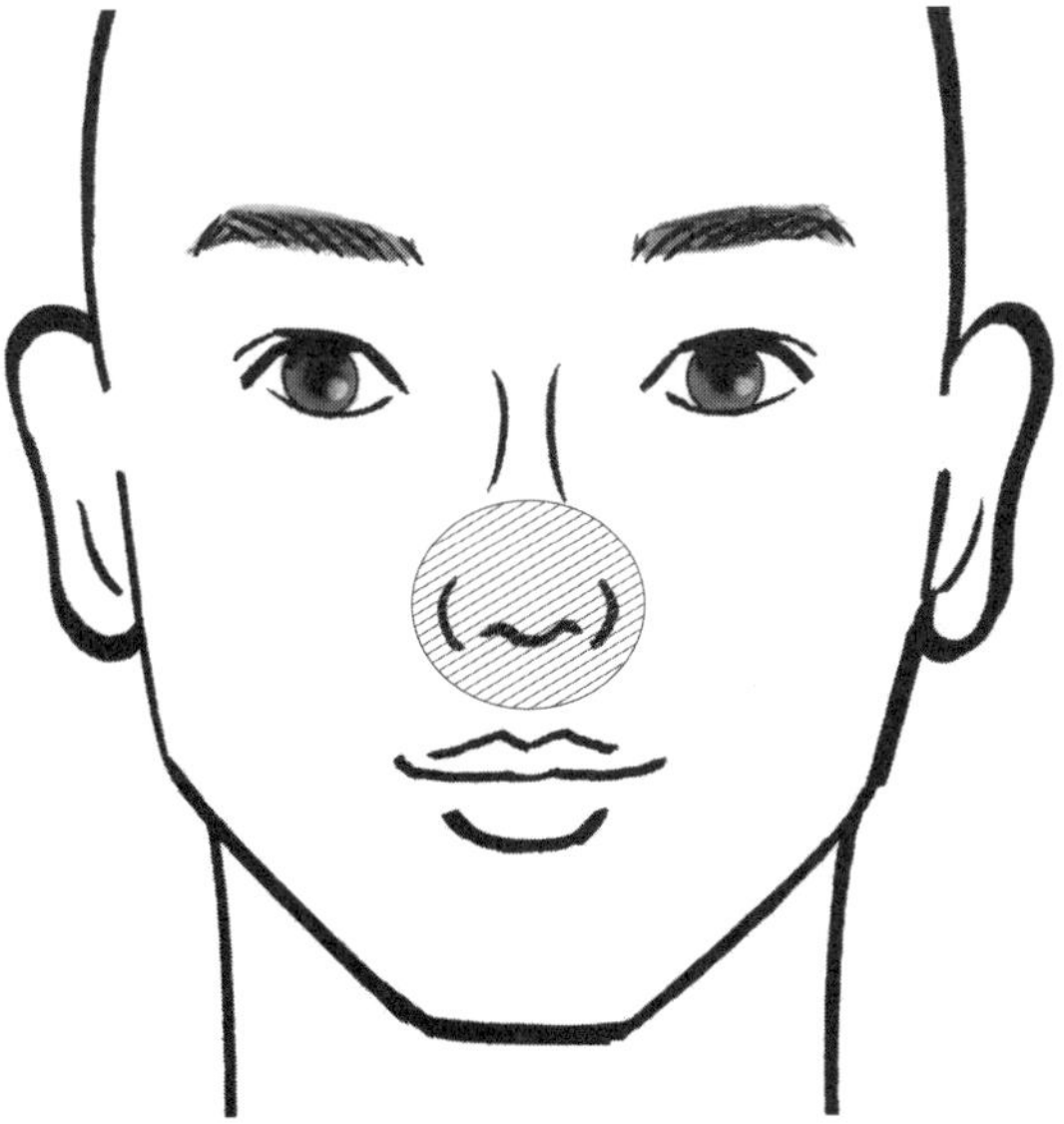

鼻は、心臓の状態を表します。いつも鼻の頭が赤い場合は、心臓のストレスを表しています。いわゆる「変なおじさん」のような鼻は、心臓の具合が悪い兆候と考えられています。

小鼻は、心室の状態を表しています。たとえば、左側の小鼻が赤いが、右側の小鼻は赤くない場合、心臓弁膜症の兆候を表しています。

口（胃腸）

唇は胃腸の状態を表す

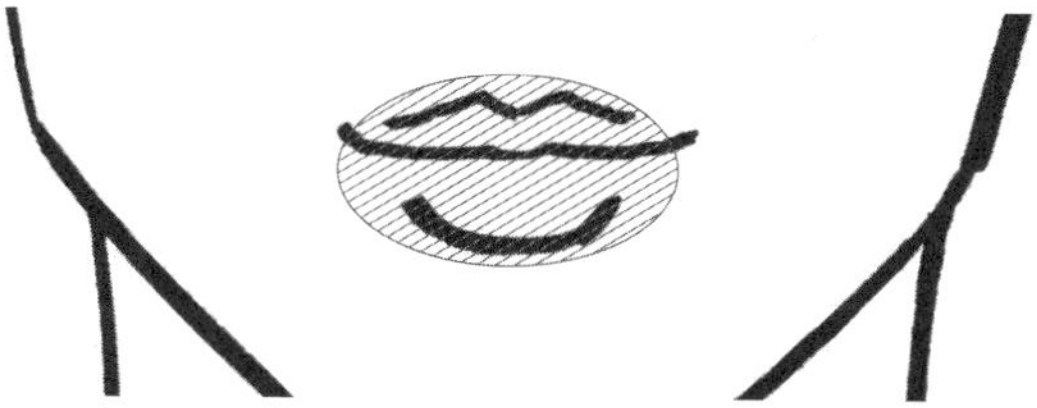

口は、「食べる」と「しゃべる」ための器官です。ですから、唇は胃腸の状態を表し、上唇は胃の状態、下唇は腸の状態を表すと考えられています。下唇の左端をかむ癖がある人は、便秘症の表れです。下唇を噛むことによって、間接的に腸を刺激しようとしているので、下唇の左側が荒れてしまいます。下痢気味の人は、下唇の左側が荒れて白っぽく乾いてしまいます。

唇の左端は、胃の上部の状態

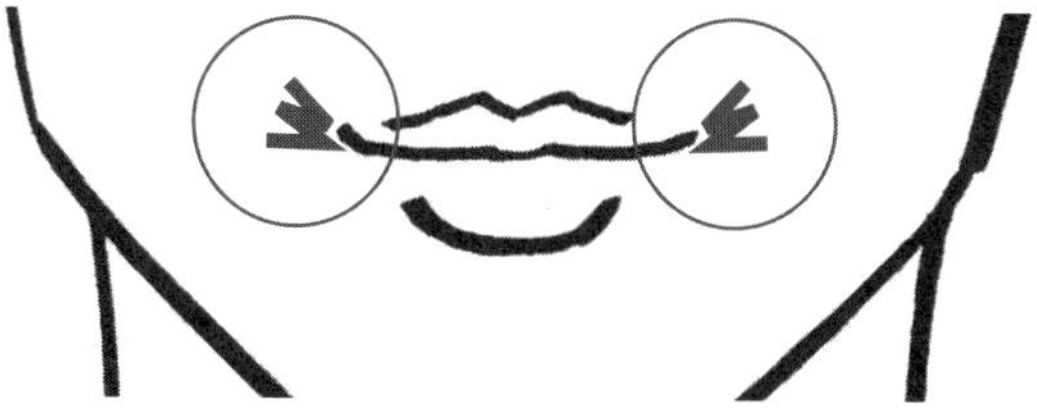

食べ過ぎや咀嚼不足により、胃の下部や十二指腸の負担が多くなると、ストレスで右側の唇の端が切れてしまいます。慢性的なデキモノなどの場合は、潰瘍を疑ったほうが良いでしょう。

唇の左端は、胃の上部の状態を表します。ストレスや、刺激物の取り過ぎにより、胃の上部が荒れたときは、唇の左端が切れて出血します。

口の周り（生殖器）

生殖器の状態

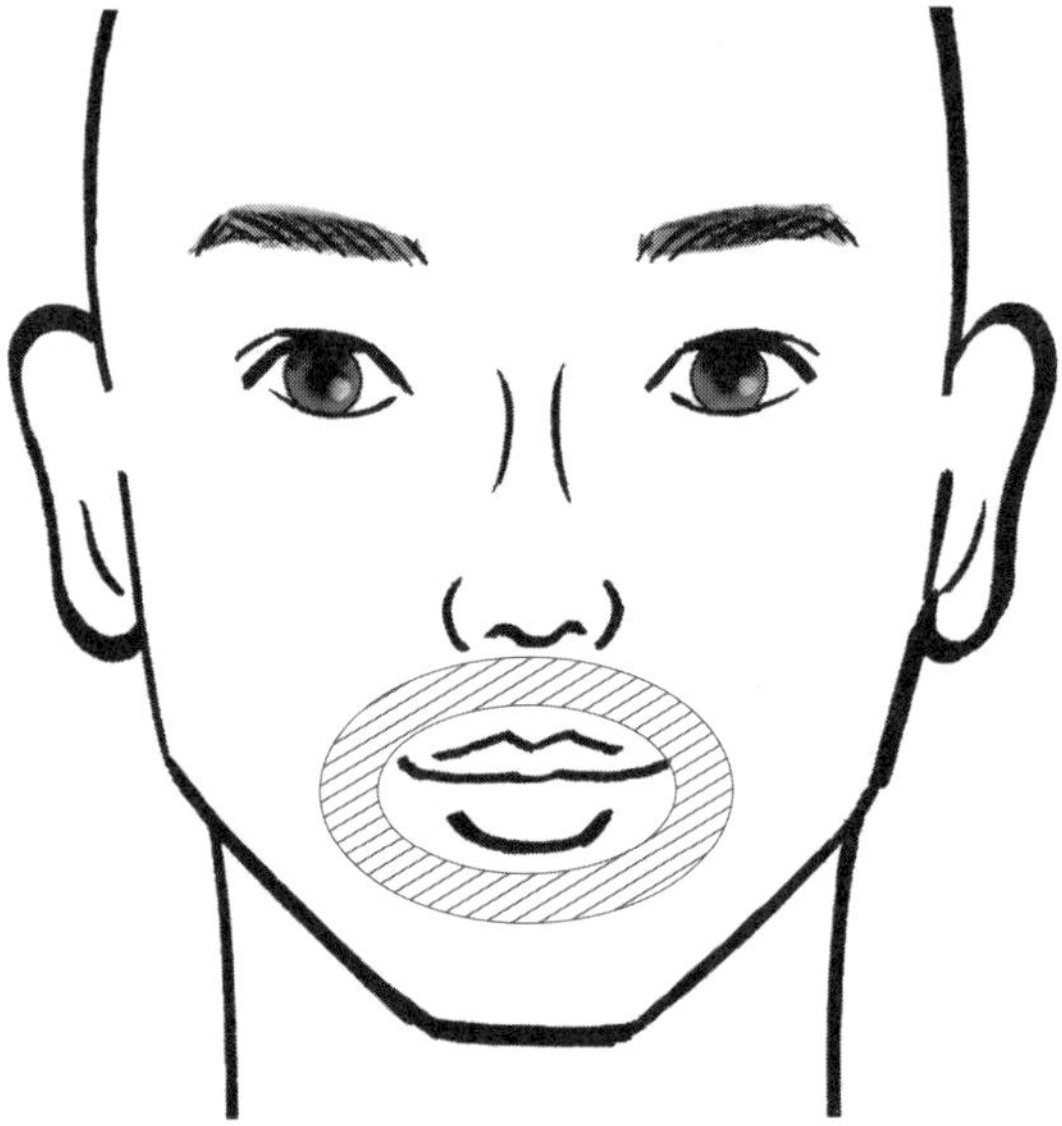

口の周りは生殖器の状態を表します。特に女性の場合は顕著です。いつも口を開けている人は、咀嚼《そしゃく》が足りません。咀嚼が足りないので、食べ物が噛み砕かれず、未消化になり、小腸にストレスが溜ります。すると「鼻の経絡」といわれる系統が滞り、鼻がつまり、鼻呼吸が困難になる結果、口呼吸になってしまいます。そのため、口は絶えず開き、唇はいつも渇き気味の状態になります。鼻呼吸は、鼻毛で大きなほこりが体内に入るのを止め、奥にある鼻腔で小さなほこりや雑菌が体内に入るのを止めています。風邪をひきやすかったり、すぐに具合が悪くなるような体質は、口呼吸になっていることが多いのです。

性ホルモンの分泌の低下

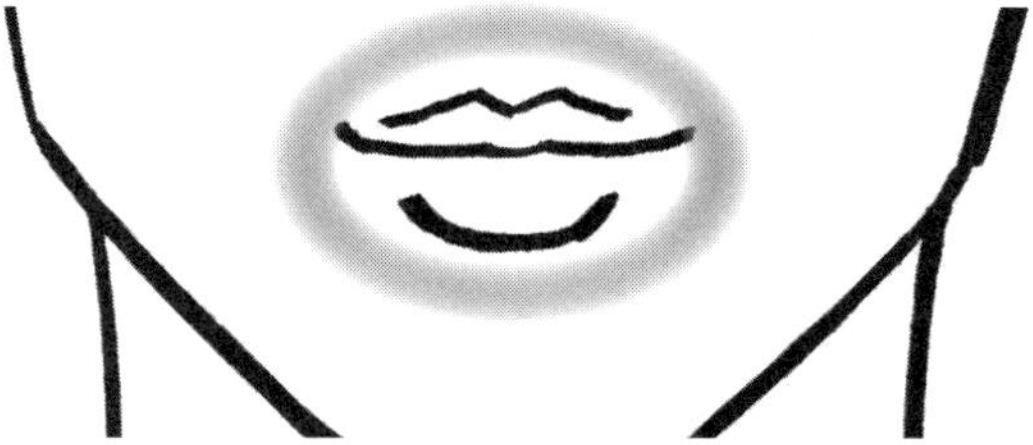

口の周りが黒ずむのは、性ホルモンの分泌の低下が考えられます。

また、男性の場合、ホルモンはあまり関係ないのですが、一説には「助平な」男性は、いやらしさを隠すためにヒゲを蓄えるようです。まさに、「鼻の下をのばす」ということわざがあるように、無意識的に鼻の下をヒゲで隠していると考えられます。

婦人科系の不調

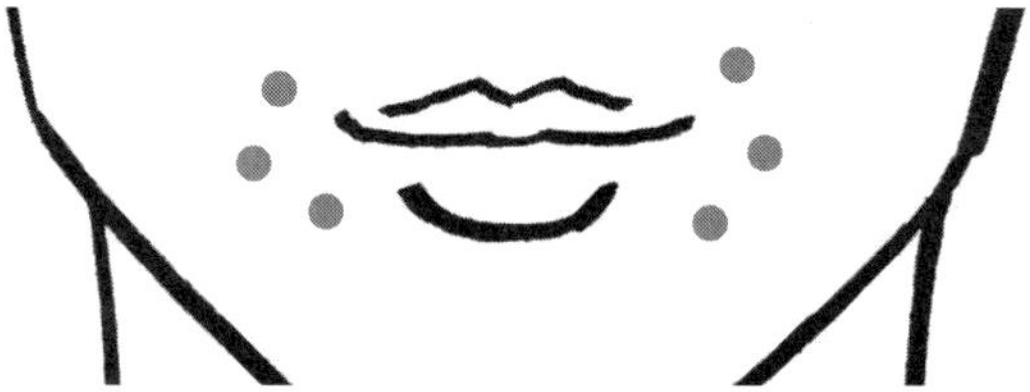

口の周りに、いつまでも治らない吹き出物ができるときは、早めに婦人科に行って検診をしてもらいましょう。口の周りが赤いのは、膣の炎症を表していると考えられています。

Column

天城流湯治法エクササイズと、歯が原因で起きる頭痛や顎関節症の対処法

錬堂氏との出会いは1999年沖縄県慶良間諸島の阿嘉島でした。当時の錬堂氏は天城流湯治法を名乗る前の療法でリ・ボーン（再生）という療法を指導されており、私は初めて海の中で背骨の骨が組み直される感じを体験しました。歯科医師の仕事は常に傾いた姿勢を長く続けるものです。片側へ傾くことで姿勢がゆがみ、肩こりや手足のツッパリが起こり困っている時に、錬堂氏の指導を受けました。そうすると1回約15分という短時間に痛みがなくなりツッパリがほぐれる経験をしました。身体をほぐし、ゆるめることが健康の秘訣であると自らの体験を通して感じた瞬間でした。天城流湯治法は、腱や筋肉などをお湯で軟らかくした後で身体を緩めて広げていくため、高齢で身体が硬くなった人に適しており、安全を重視しながら行っていける健康療法です。年齢を重ねても、痛みがなく姿勢よく歩け、関節が曲がることが幸せだと思います。誰にでも分かりやすく、なおかつ安全に健康を維持できるこの素晴らしい療法

を錬堂氏に是非伝え広めていただきたいと思います。

私の見解　歯が原因で起きる頭痛や顎関節症《がくかんせつしょう》の対処法

口の病気には、①虫歯、②歯周病、③噛み合わせの3つがあります。虫歯は歯自体が崩れ、歯周病は歯の周りが崩れる病気です。噛み合わせは、さまざまな原因が複雑に重なり歯と歯に力を入れて噛めなくなるという病気です。噛み合わせが崩れると健康を害しやすくなると私は考えています。

歯は健全でそこに存在すればよいというものではなく、機能しなければ意味がありません。機能するということは、奥歯の面までしっかり食べ物を噛み粉砕し、粉砕した食べ物に唾液をいっぱい混ぜて飲み込みやすくすることです。それを咀嚼といいます。姿勢を正してよく噛んで唾液を出し、消化しやすくすることが最も重要な歯の機能なのです。

噛み合わせが狂うと、奥歯に力が入りません。力が入らないと咀嚼がうまく出来ず、唾液を出す唾液腺の働きも弱くなります。力を入れて噛めなくなると人によっては顎関節の付け根付近のこめかみが痛くなったり、頭痛がしたりすることがあります。

Column

いわゆる顎関節症や原因不明の頭痛です。主に奥歯同士が強く当たっている部分を調整すると痛みが治まることがあります。噛み合わせを直して、左手のしびれが取れたという女性もいます。これはつま先立ちでずっと過ごすと疲労してしまうのと似ています。地に足の裏がピタッと合うように、歯の噛む面を合わせるだけで楽に噛めるようになるという治療です。

また、錬堂氏より伝授された、顎関節の周辺の筋や腱をほぐす顔マッサージを行うと、痛みと顎のカクッという音が軽減します。噛み合わせの調整と顔マッサージで、こめかみの痛みや頭痛が軽減したと多くの方が報告しています。指導を受けた後、噛みやすくなったと喜ぶ方がほとんどです。歯は消化機能の第一の器官という役割だけでなく、姿勢を維持するためにも重要な役割があります。

私は歯科医師の立場で多くの方を診察させていただく中で、健康で長生きをし、幸せな生き方を送るためには、奥歯まで噛める歯を持つことが必要不可欠だと感じています。

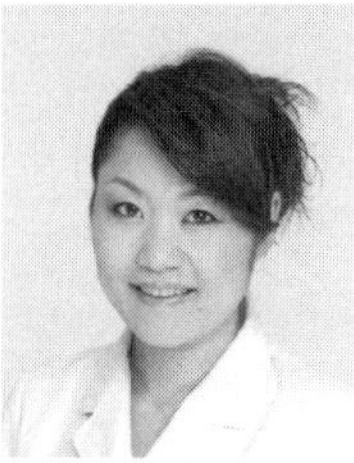

功刀《くぬぎ》初穂

医療法人 社団しらゆり会
しらゆり歯科医院院長

第3章

部位別
天城流湯治法エクササイズ

この章では、身体の部位別に、
不調や違和感に合わせた「天城流湯治法エクササイズ」と、
サポートテクニックを具体的に紹介します。

身体の声を聞き分ける

身体のシグナル別・部位別
天城流湯治法エクササイズ

この章では、身体に現れる「痛み」「こわばり」「違和感」といった身体からの声を聞き分けて、その原因と考えられる「滞り」を解消する部位別のエクササイズを紹介します。

「のばす」「ほぐす」「ゆるめる」エクササイズで滞りを解消し、身体の違和感を和らげ、本来の状態に戻し、楽にしていきましょう。

第1章と同様に、この章でも「天城流湯治法エクササイズ」の基本である、3つの動作で行います。

（1）瘀血《おけつ》によってしなやかさを失ってしまった腱を「のばす」
（2）筋肉内に瘀血が滞って、硬くなってしまった筋肉を「ほぐす」
（3）骨と筋肉が癒着してしまったところを「ゆるめる」

どの部位においても、これら3つの動作で本来の身体の動きである、骨は骨、筋肉は筋肉、腱は腱、と別々に動くように戻していきます。この章で紹介する身体のシグナルを感じ、その原因となっている滞りを取っていきましょう。

腱と骨との癒着を離すのは、かなりの痛みが伴います。人によっては、手当てした箇所が内出血して青あざになったり、黒ずみになったりするので、無理をしないで行いましょう。最初は痛みが伴いますが、日常的に数回行ううちに身体はほぐれ、やがて痛みはなくなります。特に、温泉やお風呂の中で行いますと、血液の循環も良く、筋肉も柔らかくなるので、痛みも少なく効果を出しやすいのです。また、次の日に痛むことがありますが、懲りずに、飽きずに1日3～4回・数分は行うことをお勧めします。

自分以外の人に行う場合は、のばした箇所やほぐした箇所が内出血して青あざになったり、黒ずみができたり、または余計に痛くなったりすることがあります。しかし、2～3日経過し、それらが落ち着き問題がないようでしたら、また「懲りずにほぐす」「飽きずにのばす」ように勧めましょう。

注意点
※ここで紹介する方法は、病気や怪我の治療ではありません。治療が必要な病気や怪我のときは、すぐに医師に相談してください。また、不安があるときも、医師と相談することをお勧めします。

首の痛み　その1

手首の滞りが原因

首の痛みは、実は「手首、乳首、足首」の滞りが原因していることが多いです。首の全般的な痛みは手首に原因があり、手首をほぐすと60%〜70%の痛みは改善されます。

首の痛みの場合は、手首が滞り、骨わきの細い腱が癒着しています。手首の骨に腱が癒着し、腱が引っ張られて首に負担がかかり痛むのです。

左側の首横側の痛みは、左手首の親指側、右側の首横の痛みは、右手首の親指側、中央部分の痛みは、左右の小指側の手首を「ほぐす」ことにより痛みが緩和します。

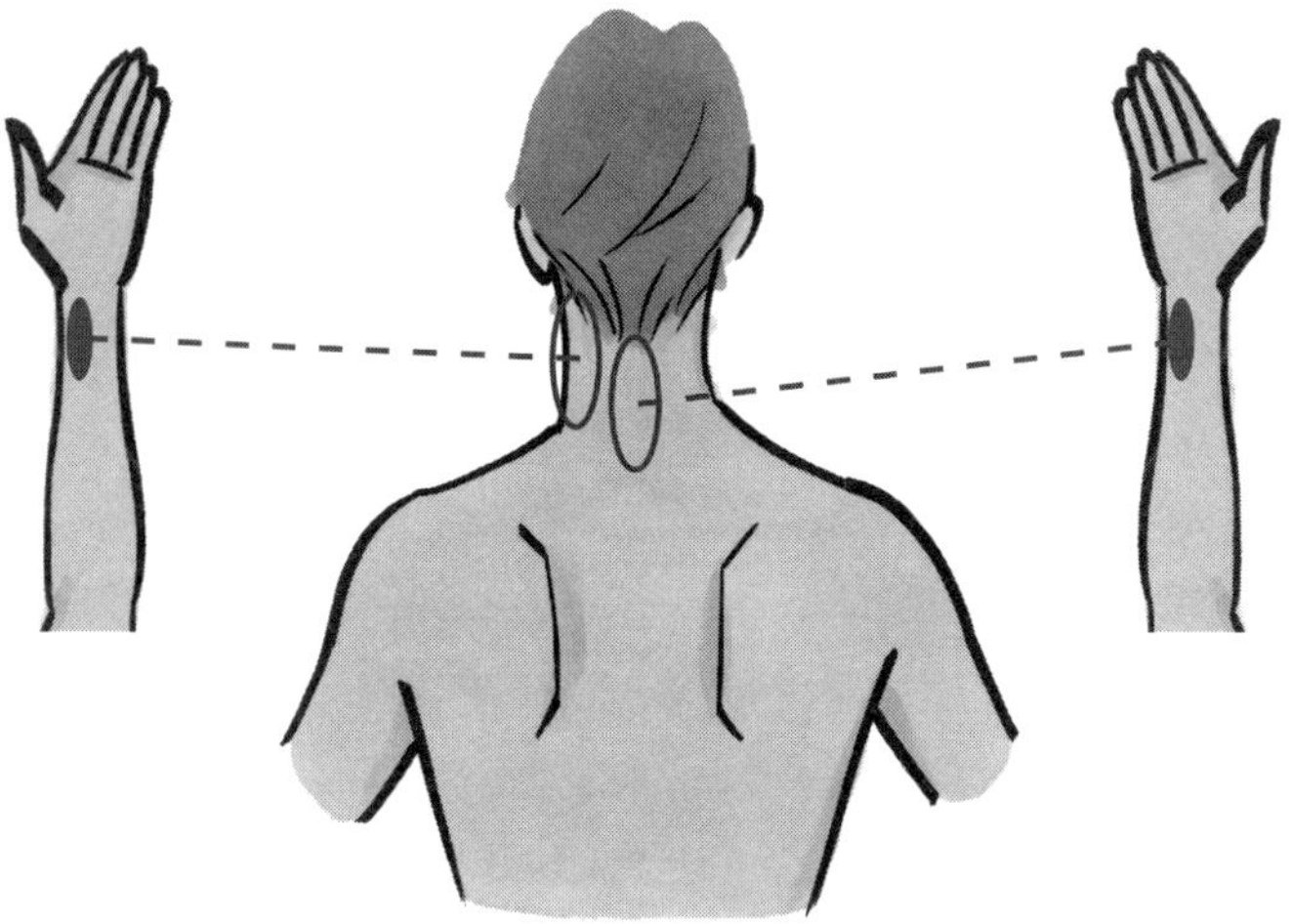

＊左右の手首を引き離すようにほぐす

手首の骨のわきにある腱の癒着を、爪の先で引き離すようにほぐします。首横の滞りを改善させるため、左手首の親指側の部分を骨から外すように爪の先でゆるめます。かなり首が痛い場合、この部分がコリコリするほど骨と腱がくっついているはずです。最初はかなり痛みますが、腱がゆるむと痛みも改善されます。

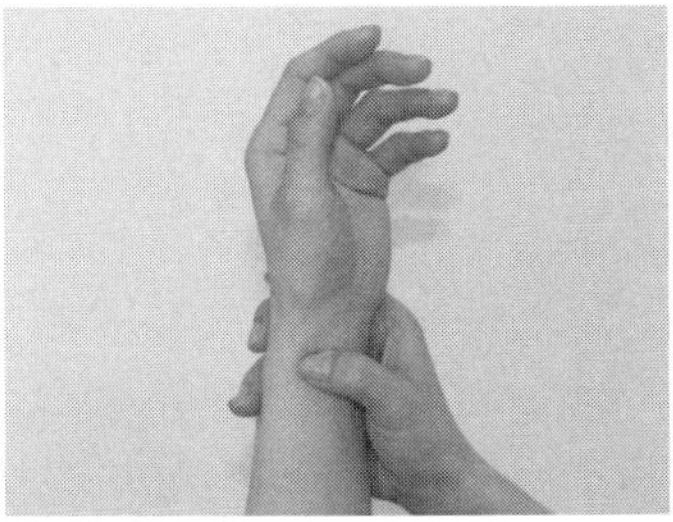

首横の痛みは親指側

首の中央部分の痛みは、小指の延長線上の手首の部分が滞ってくっついているので、爪先で骨から引き離します。

首の中央を押してみて痛みが軽減していれば、首の滞りが改善していることを自覚できます。自覚することが大切です。

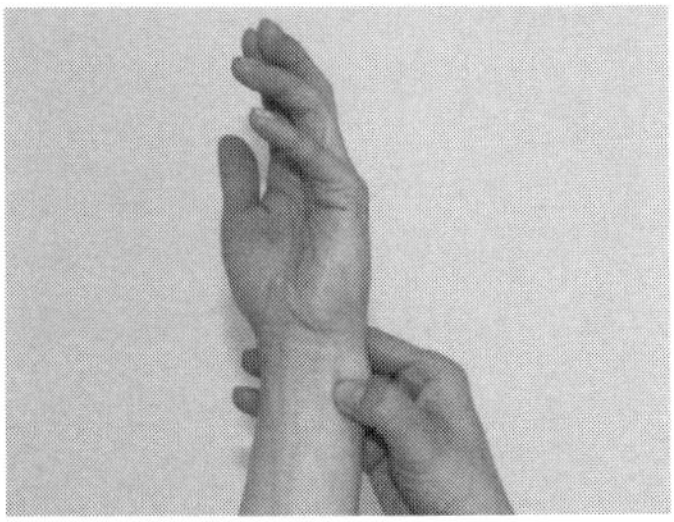

頸椎の痛みは小指側

頭痛の原因も首の滞り

頭痛は首横の滞りが原因です。首から頭部へ向かう血液とリンパの流れが滞ることで起こります。

咀嚼が足りず唾液がよく混じってない食べ物を、片側の喉でのみ込んだり、片側の歯で咀嚼していると、首横に滞りができます。

首の左側が滞ると頭部に血液が上がらず、絶えずチンチンとした頭痛になります。右側が滞ると、頭部から体液が下がらなくなり、頭蓋骨と頭皮の間に溜まってしまい押すとブヨブヨとした感じでむくんでいて、頭を下に向けるとズーンとした頭痛がします。

手首をほぐし、首の滞りが緩和することで、頭痛も改善されます。

首の痛み　その2

首の表面は乳首、奥はくるぶしが原因

手首で改善しない首の痛みは、乳首と足首に原因があります。

首の表面のツッパリは乳首と乳輪の周辺近くの滞りが引き起こしています。乳輪の外側が硬い場合は、首の頸椎側が突っ張って痛くなります。乳輪の内側が硬い場合は、首横の痛みにつながっています。乳首をひねるようにほぐすと改善されます。

首の奥が痛む場合は、足のくるぶしに滞りがあり、腱が骨にくっついています。その部分を骨から外すようにほぐすと、首の奥の痛みは軽減します。

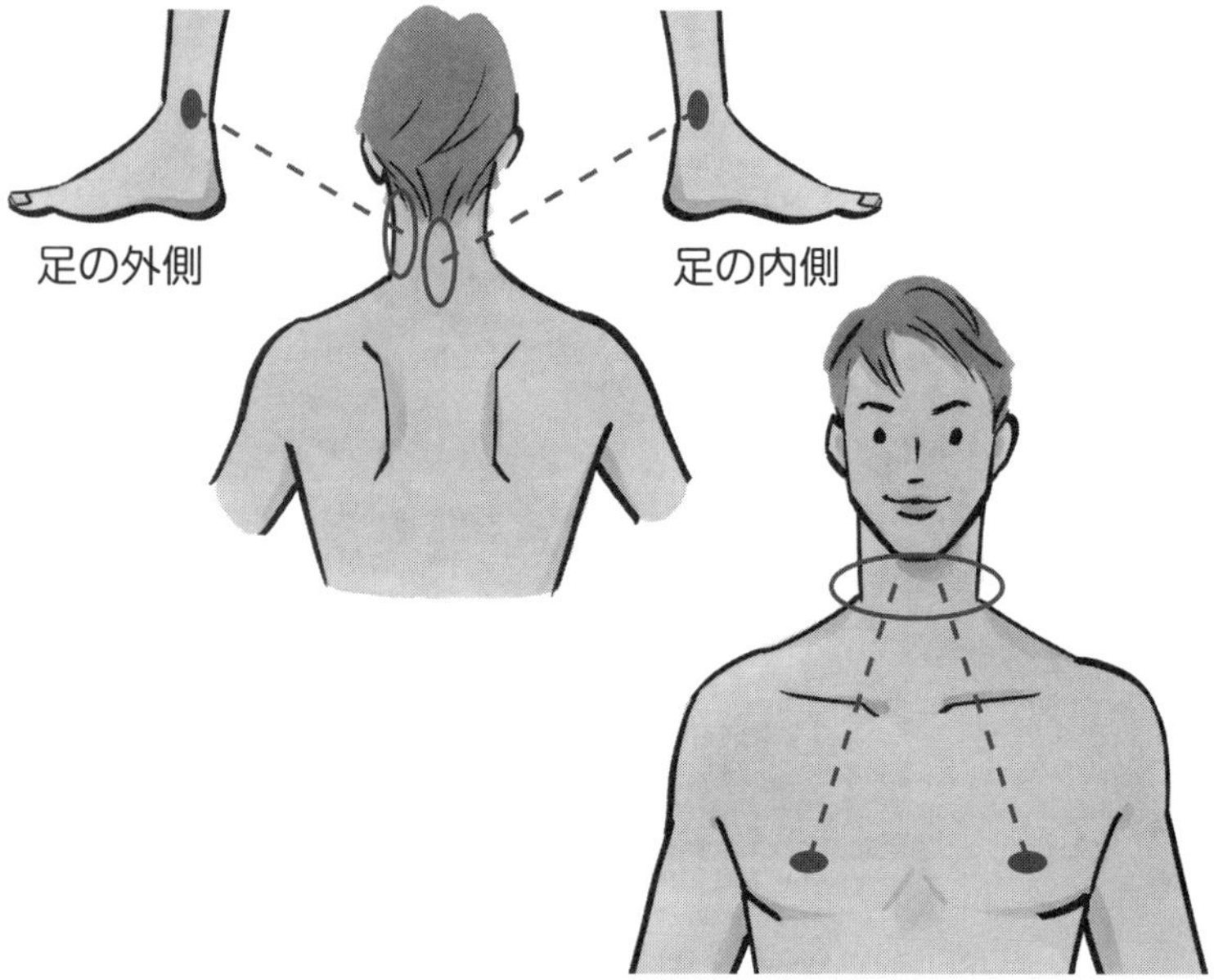

＊乳首を回すようにひねる

乳首周辺をほぐす場合は、親指、人差し指、中指で乳首と乳輪をつかみ、押し込むようにゆっくりとひねります。昔の大金庫のダイヤルを回すような感じでひねります。

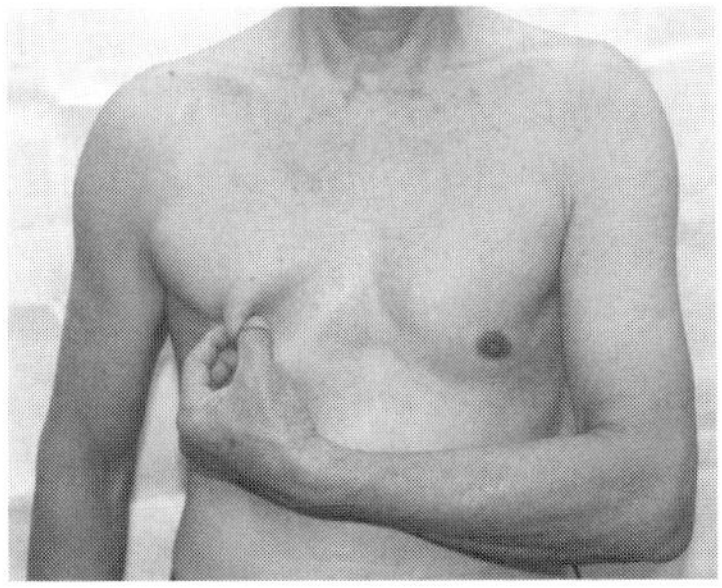

＊足のくるぶしを骨から外すようにほぐす

首横の奥の痛みは、「外側のくるぶし」の後ろ側のところに滞りがあり、腱が骨にくっついています。その部分を骨から外すようにほぐすと、痛みが軽減します。

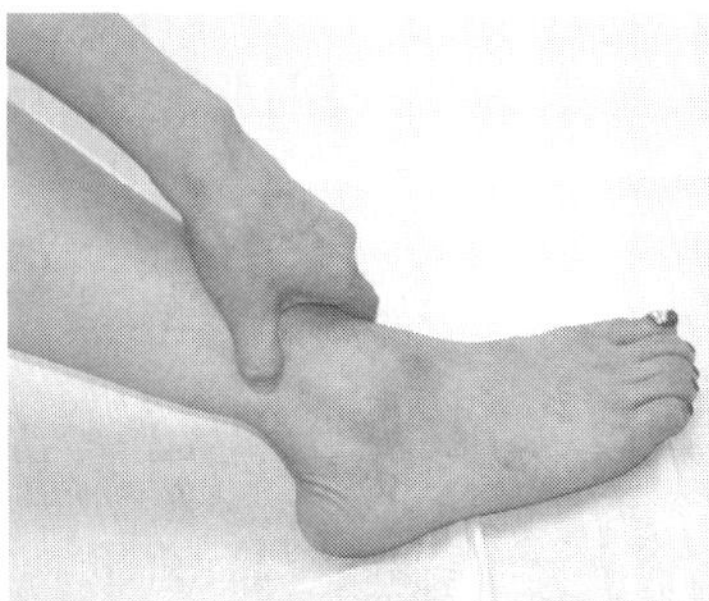

首の頸椎の奥が痛む場合は、「内側のくるぶし」の後ろ側のところに滞りがあり、腱が骨にくっついています。その部分を骨から外すようにほぐすと、痛みは軽減します。

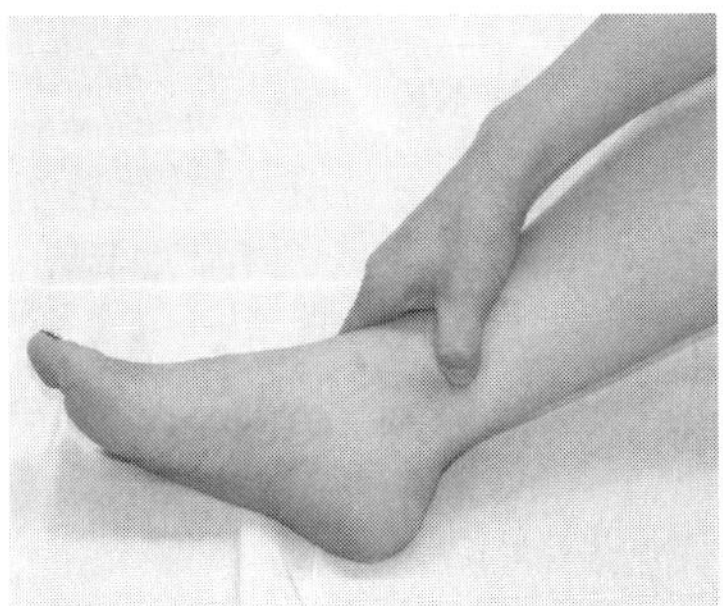

寝違いの首の痛み

肩甲骨の外側の滞りが原因

朝起きて首を動かした瞬間にズキンと痛む、いわゆる寝違いの痛みがあります。根本の原因は咀嚼不足です。咀嚼が足りないと胃腸が硬くなり、仰向けに寝た時に背中がピッタとつかなくなると、寝ている時の体重を腰、肩甲骨、後頭部で支えなければならなくなり、眠っている間に肩甲骨の外側が緊張して硬くなり寝違いを起こすのです。

寝違いの首の痛みは、肩甲骨の外側をほぐすと改善します。それでも改善しない首の深部からの神経的な痛みは、足の第一指に原因があります。第一指第2関節部分をほぐすようにしましょう。

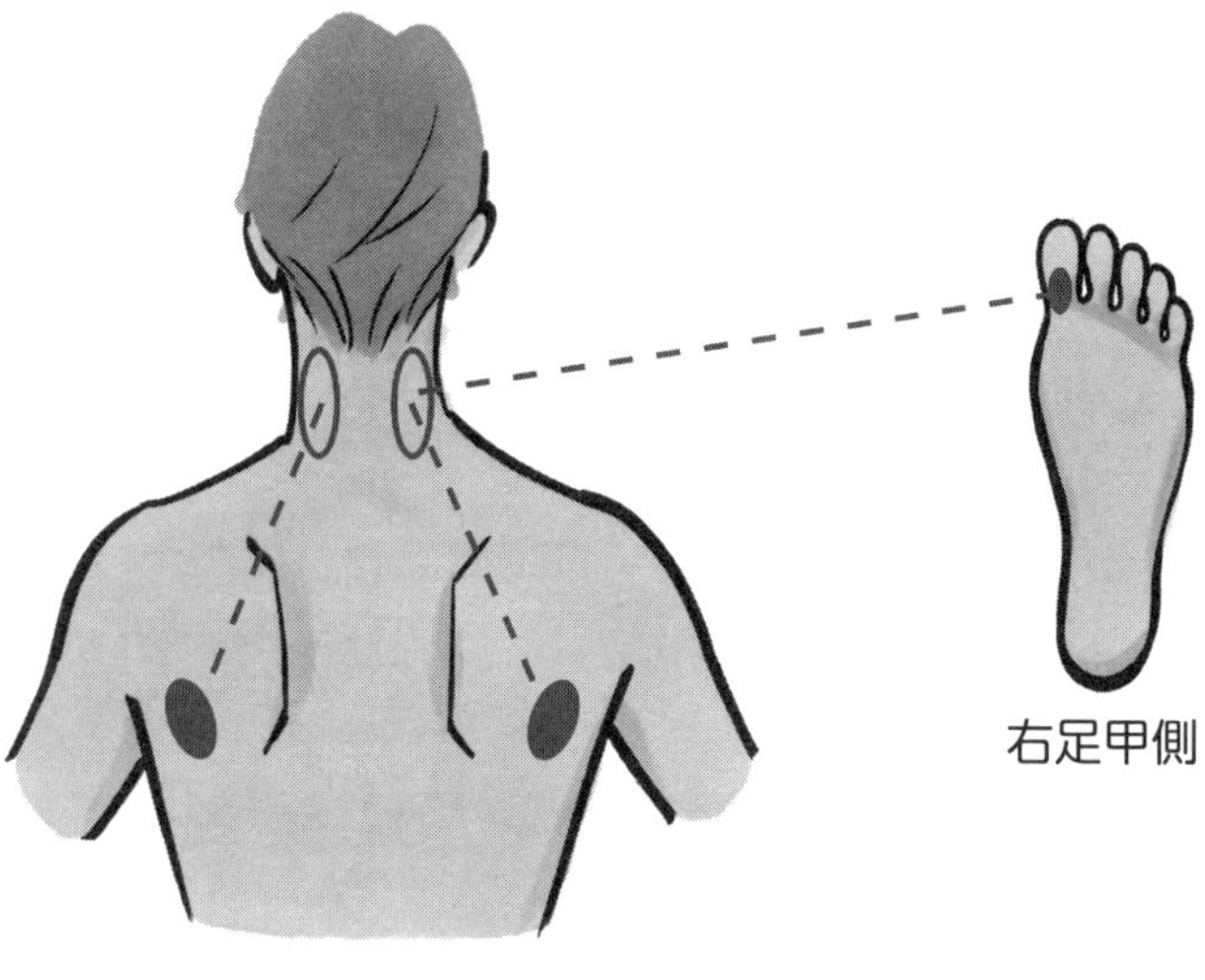

＊肩甲骨上の筋肉を外側にほぐす

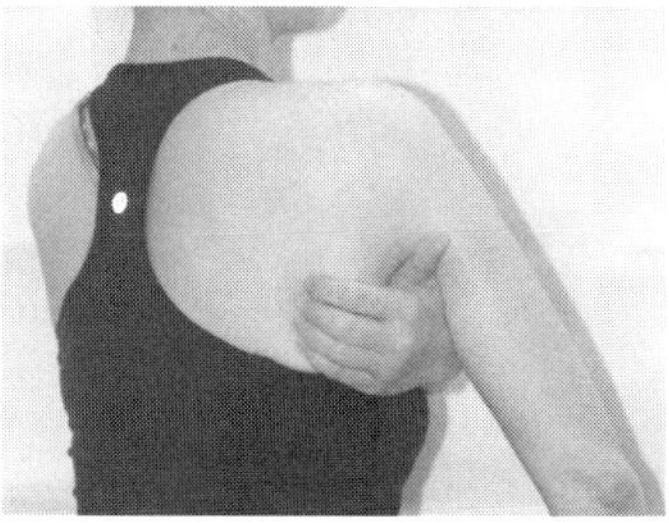

肩甲骨の上に貼りついている筋肉の外側を、爪の先を使って外にほぐしていきます。首が痛くなるほど滞っているので爪を立てるだけでかなり痛みますが、ひきはがすようにほぐしていくと痛みは改善されます。

＊足の第一指をほぐす

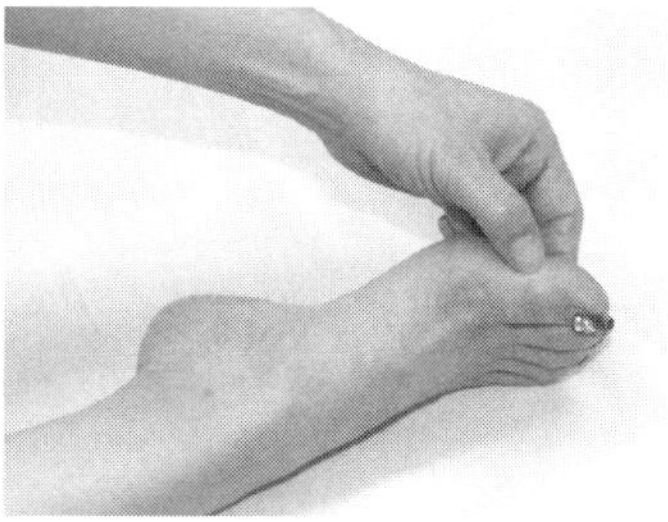

首の深部からの神経的な痛みは、足の第一指をほぐすと緩和されます。第一指の第2関節部分に、細い腱が癒着していることが、首の奥の痛みの原因です。第一指の第2関節部分を爪の先で骨から引きはがすようほぐしていくと痛みは改善されます。

首の腱を直接ほぐす方法

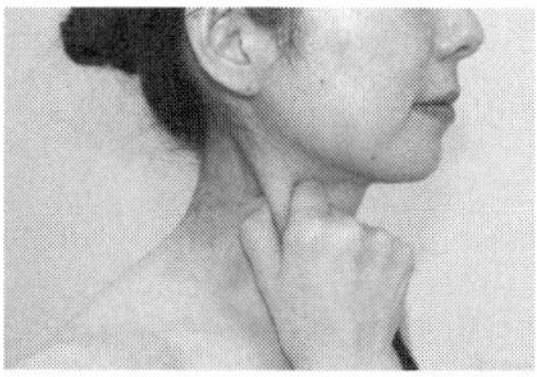

長期に首の痛みを抱えていると、首周辺の腱が頸椎などに癒着します。その場合は直接、首の腱を骨から引き離します。

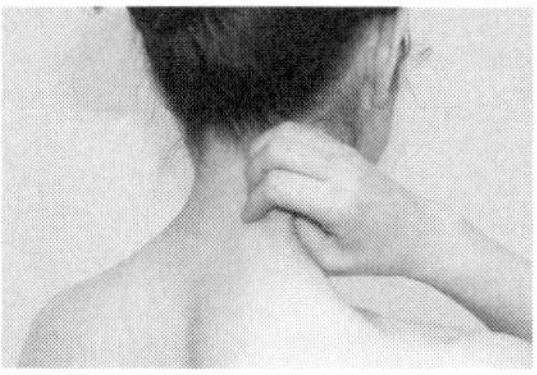

首横の腱は、指で腱をつかみ首から引き離すようにします。後ろ側は、頸椎の左右を別々に引き離すように引張りゆるめます。

脊《せき》椎《つい》側《そく》弯《わん》症《しょう》

最近、若者にもみられる背骨が曲がる「脊椎側弯症」は、育ちざかりの年頃に悪い姿勢でテレビゲームをしたり、同じ方向で鞄を持つ癖などが原因です。身体を曲げたままの体勢が多くなることで、筋肉の張りのバランスが悪くなり　背骨が曲がったような状態を作っています。肩甲骨のアンバランスを補うため反対側の背中中央部の筋肉が緊張して膨らみ、腰骨の上の部分の筋肉が、さらにそれを補おうと緊張して膨らんでいくのです。

腕、肘、ふくらはぎをほぐしていくことで肩甲骨周辺の張りのバランスが整い、症状も解消されます。

腕・肘・ふくらはぎをほぐしてバランス調整

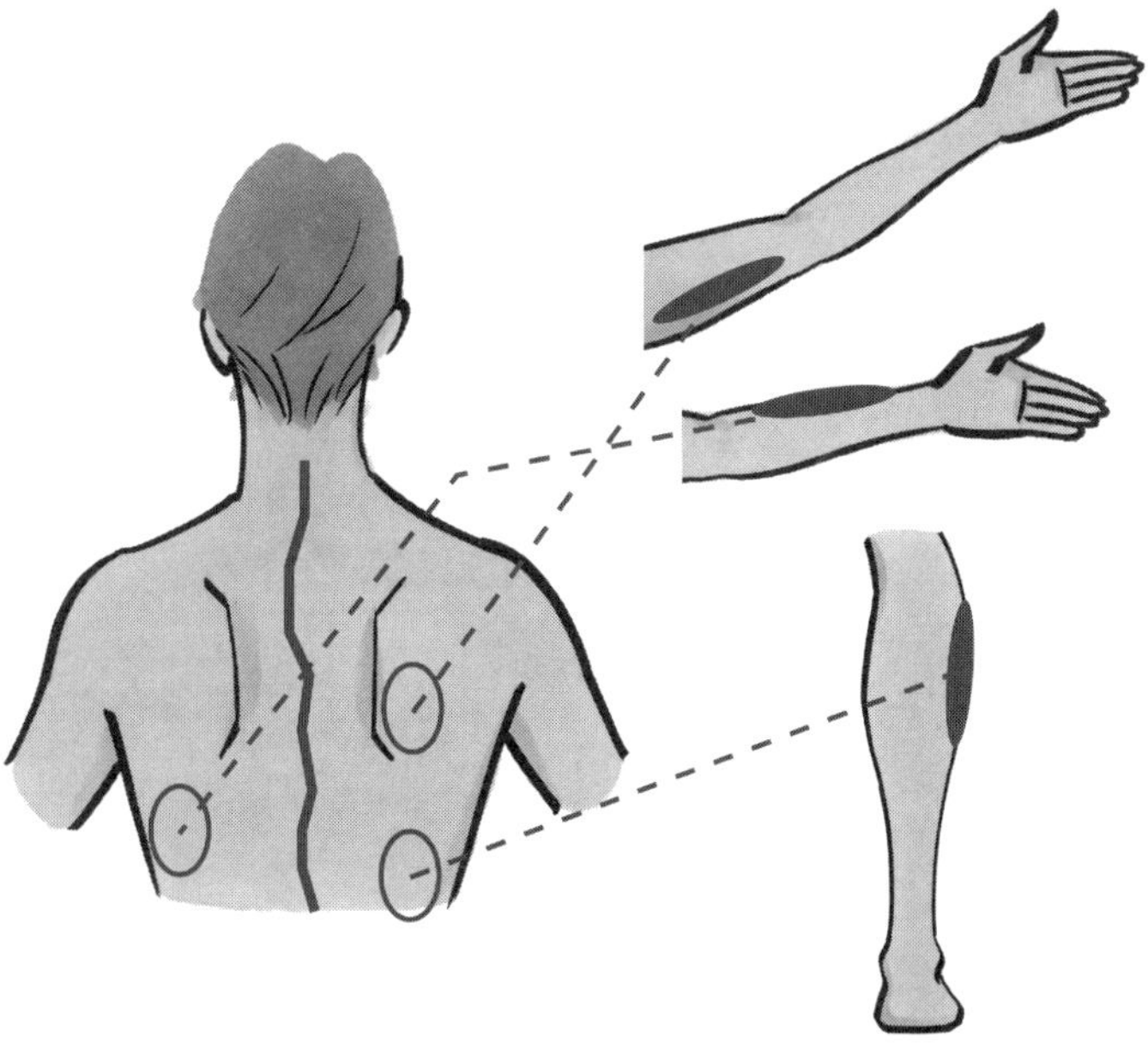

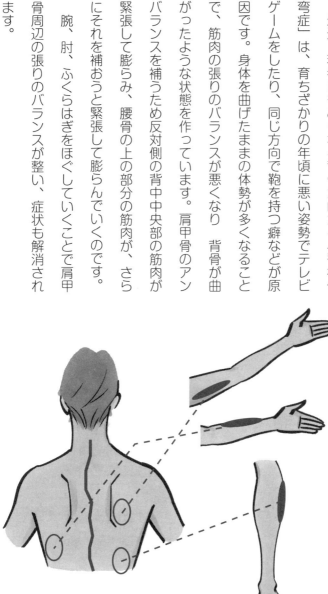

＊腕、肘、ふくらはぎをほぐす

腕の上腕三頭筋の滞りが、肩甲骨のふちに張りを作ってしまいます。上腕三頭筋を骨から外すようにして、前側から後ろに向けて引き離すようにほぐします。右肩甲骨の張りは右腕を、左肩甲骨の張りは左腕をほぐします。

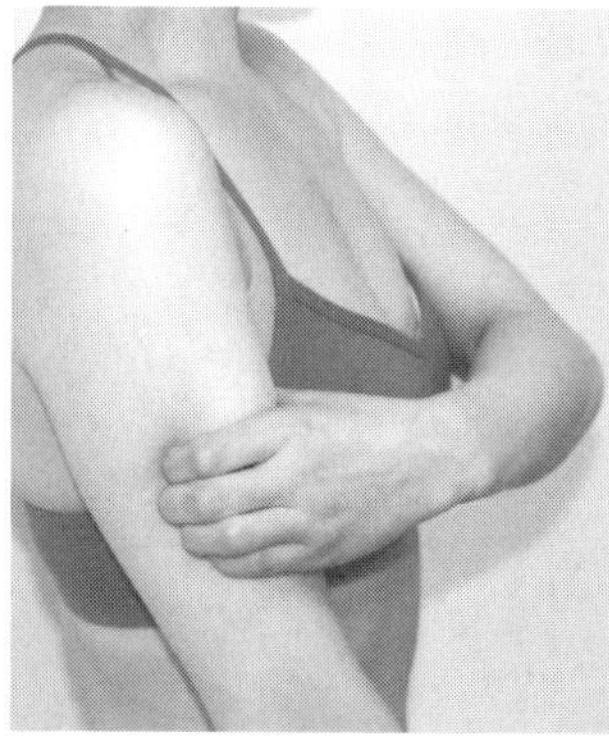

背中の中央部の膨らみは、肘から手首に向かって、骨から外すようにほぐしていきます。
右側の膨らみには右肘、左側のふくらみには左肘が対応します。

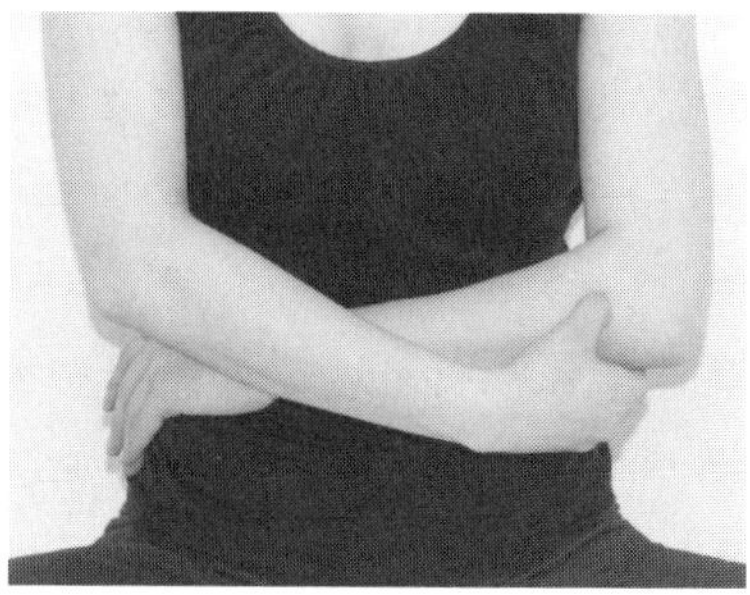

腰上の膨らんだ部分は、ヒザ下外側のふくらはぎを骨から外すようにほぐします。
右側の膨らみには右ふくらはぎ、左側のふくらみには左ふくらはぎが対応します。

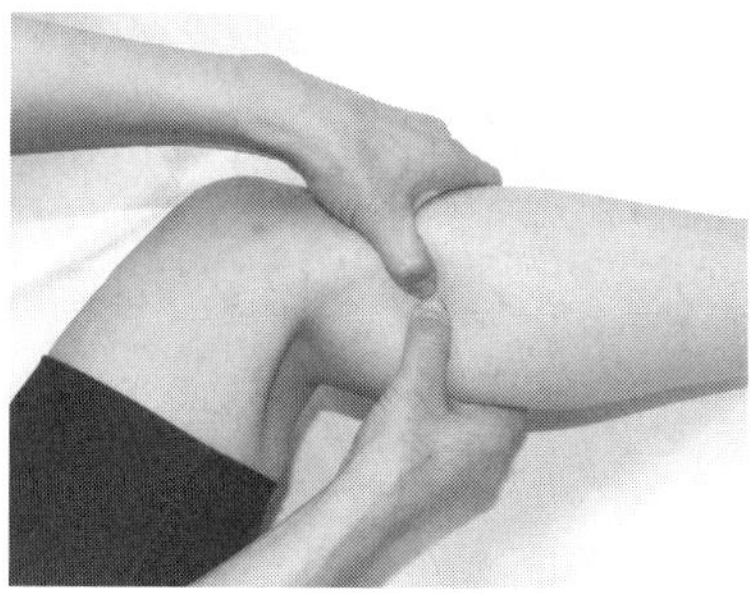

四十肩・五十肩の痛み

胸・わきの下の「展張痛《てんちょうつう》」が原因

　四十肩・五十肩の痛みは、肩の関節が炎症して起きると思っている人が多いですが、それだけではありません。鎖骨の少し下に滞りがあり、「胸の筋肉」や「わきの下の筋肉」が、肋骨などの骨に癒着して、引っ張られることにより、肩が上がらなくなったり、上げるときに痛んだりする「展張痛」の場合が多いのです。

　四十肩・五十肩の痛みは、胸とわきの下の筋肉を「ほぐす」「ゆるめる」ことによって緩和されます。

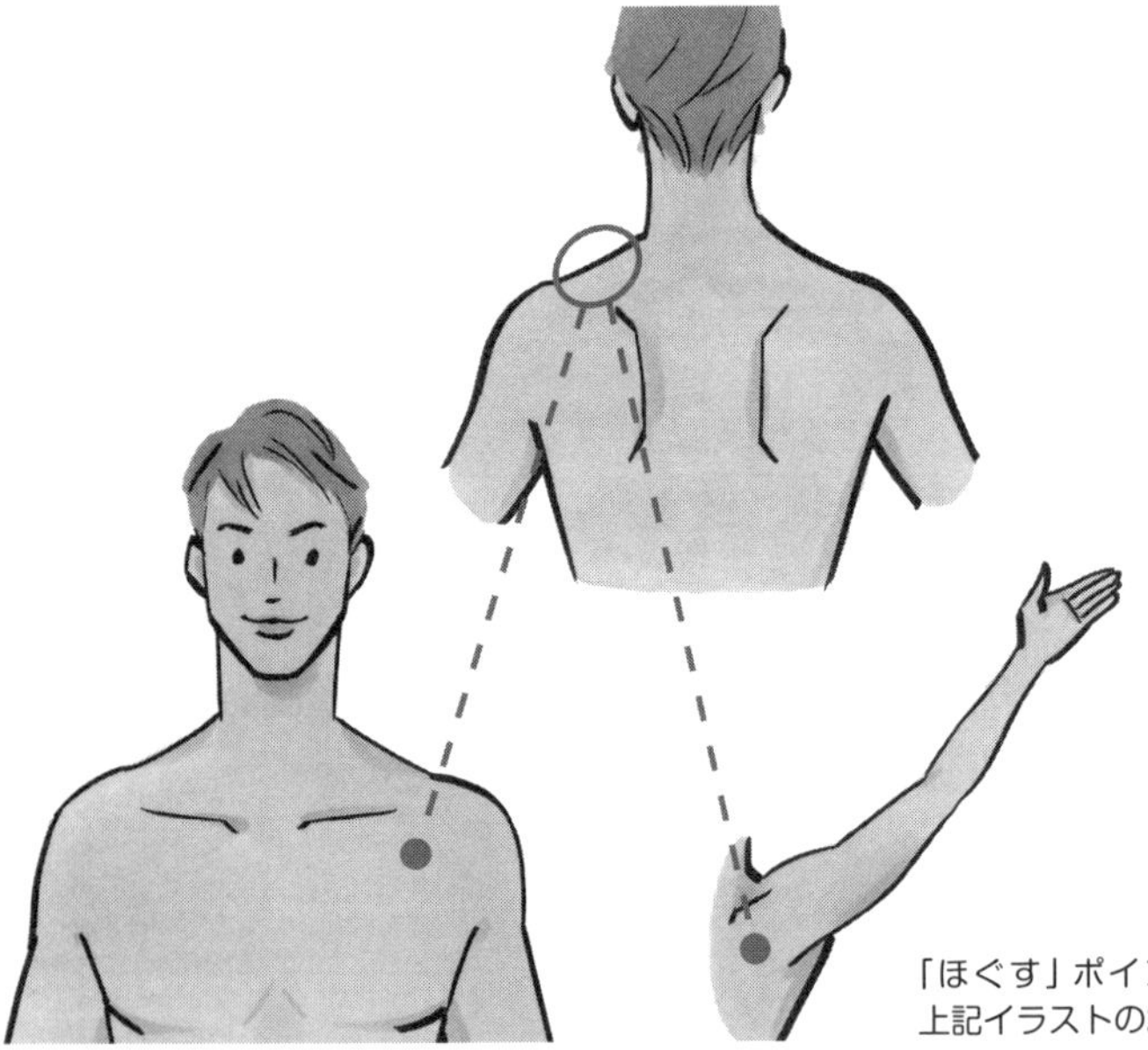

「ほぐす」ポイントは
上記イラストの2箇所

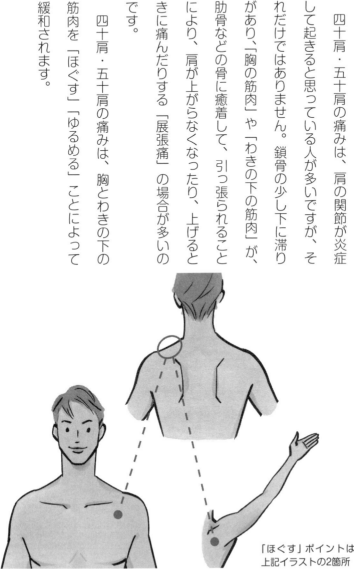

＊薄い筋肉を剥がすような感覚で

わきの下の真ん中に滞りがある時は、触っただけで痛み、硬直しています。この滞りは、指先で押していくと当たる奥の骨から、薄い筋肉を剥がすような感覚で、やさしくほぐしていきます。

胸も同様に、鎖骨の少し下あたりを、骨から筋肉を引き離すように、やさしくほぐしていきます。

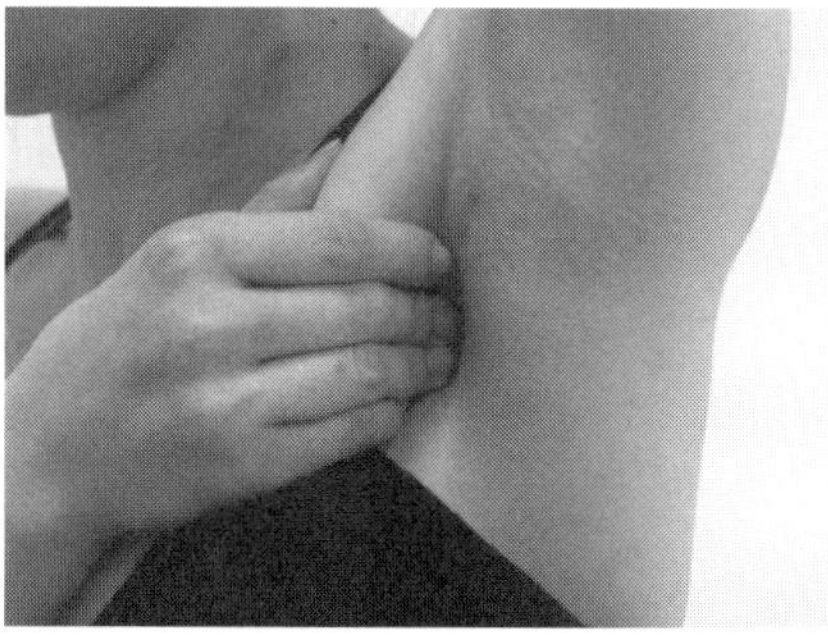

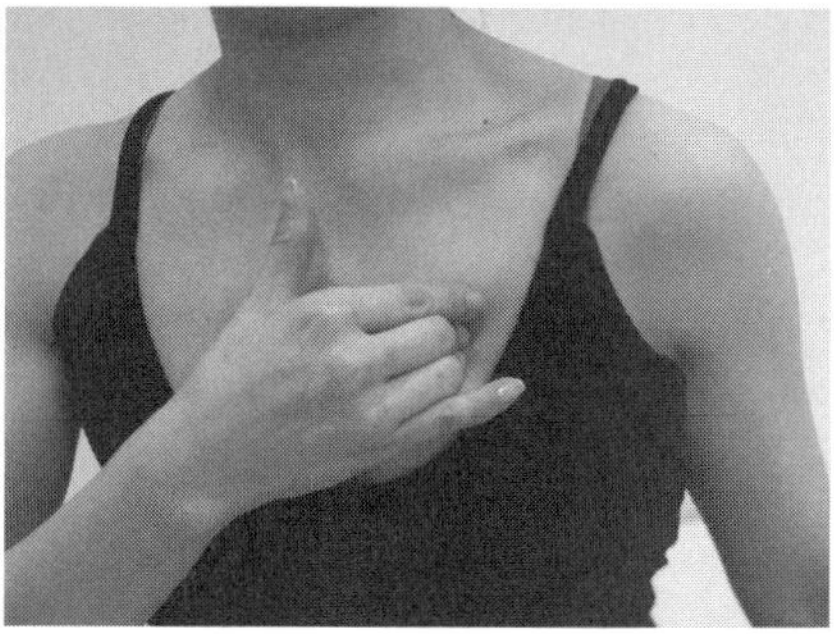

シンアツシンを使ったサポートテクニック

断続モードで、梅の花を描くようにあてる

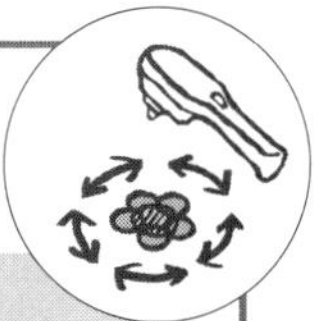

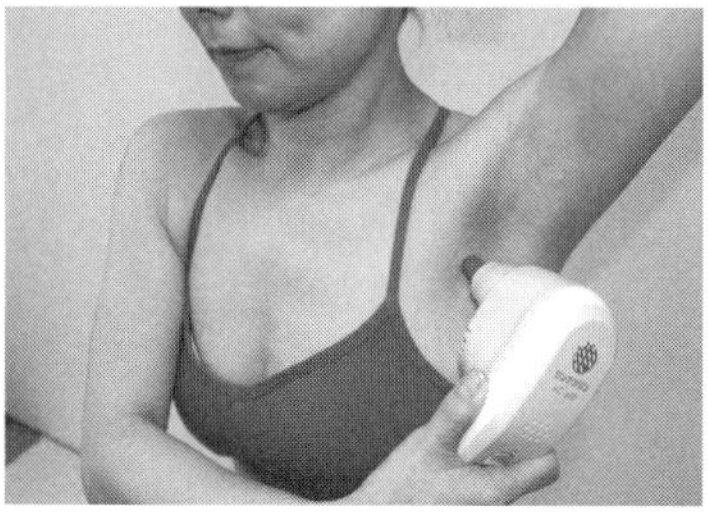

わき下にあてる

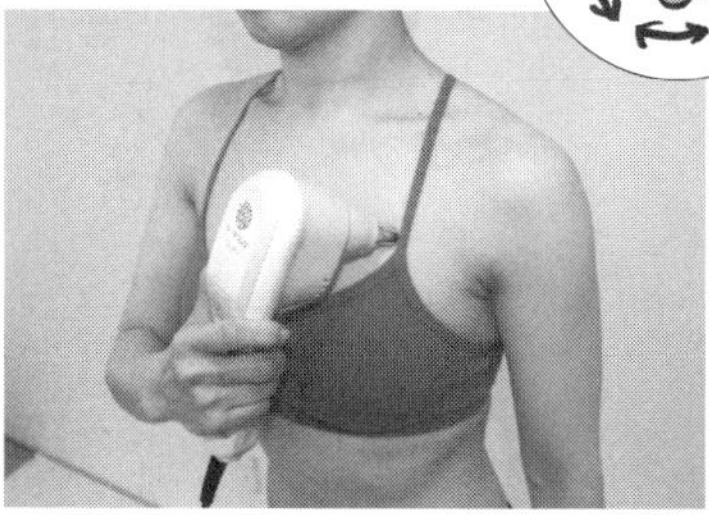

鎖骨下の胸にあてる

肩こり

小腸・大腸のストレスが原因

肩こりは、咀嚼不足によって負担が掛かっている、小腸のストレス・大腸のストレスにより、筋肉が硬く萎縮してしまうために起こります。

右肩のコリは、小腸をほぐし、右腕にある小腸系の部分をほぐすと改善します。左肩は大腸のストレスなので大腸をほぐし、左腕にある大腸系の部分をほぐすと改善します。押して「痛い」と感じる場合は、ストレスにより萎縮している証拠です。正常な状態のときは、押しても痛みを感じません。食事のときは咀嚼を心がけ、一口25回以上噛むと身体の状態は向上します。

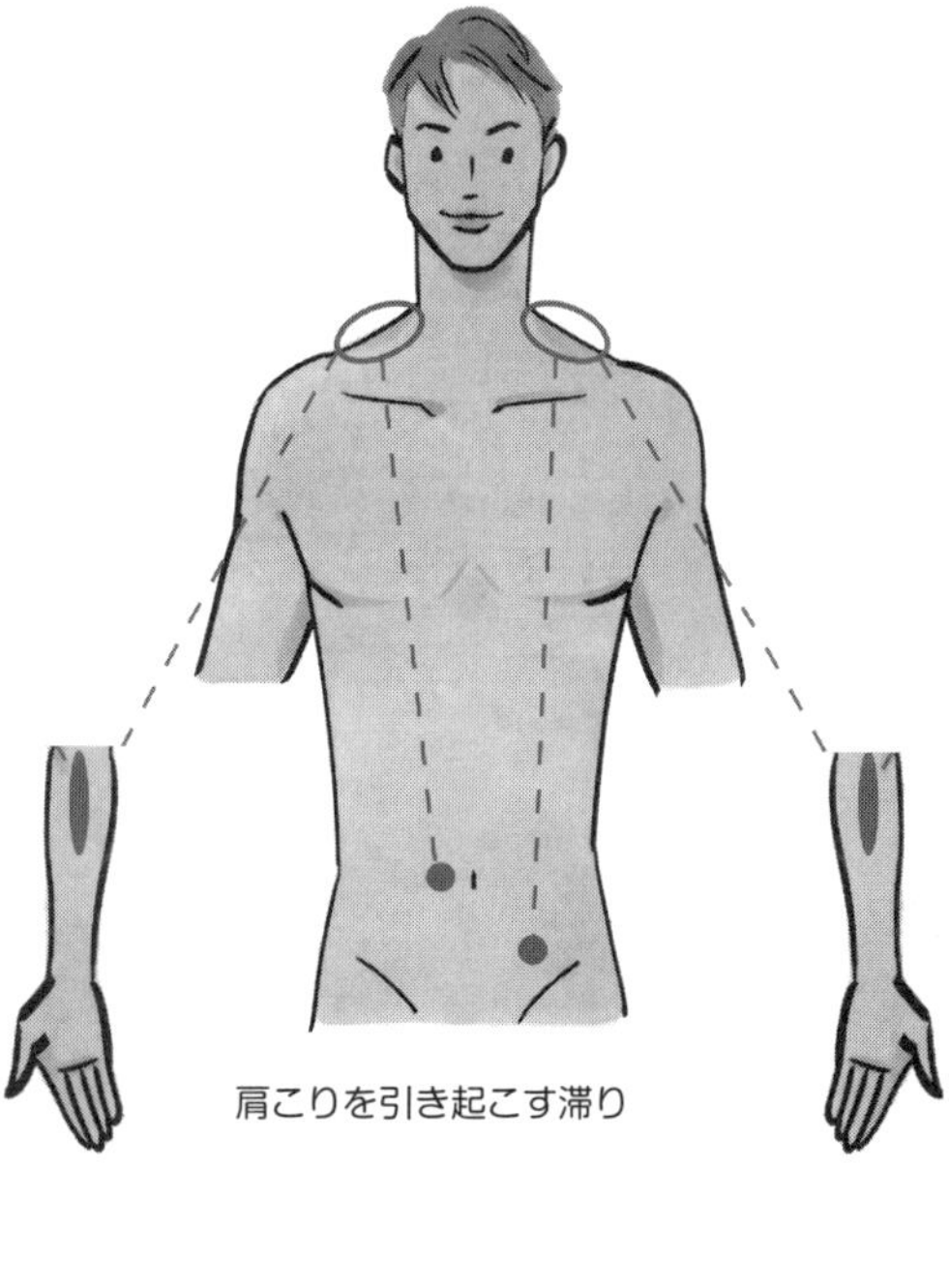

肩こりを引き起こす滞り

＊小腸・大腸の萎縮を親指で深くやさしくほぐす

【右肩のコリ】小腸の部分、へその右2㎝ぐらいのところを、親指で深くやさしく押してほぐします。次に、右腕の肘から手首にかけて10cmぐらいの部分を、骨から外すように、「ゆるめる」ようにします。

【左肩のコリ】へそ斜め左下15cmぐらいのところを、親指で深くやさしく押してほぐします。次に、左腕の肘から手首にかけて10cmぐらいの部分を、骨から外すように、「ゆるめる」ようにします。

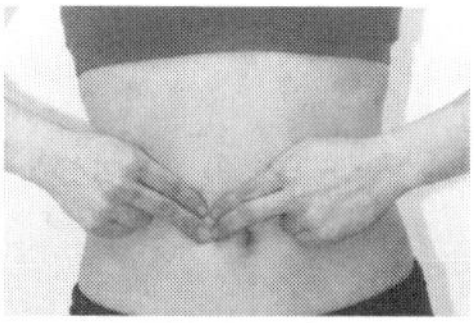
小腸をほぐす

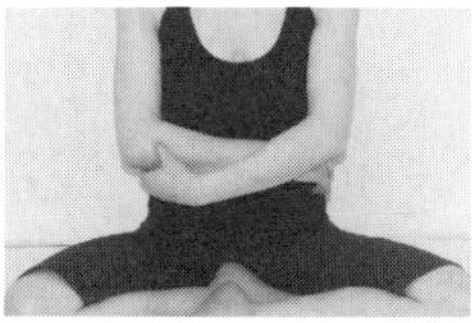
右腕をほぐす

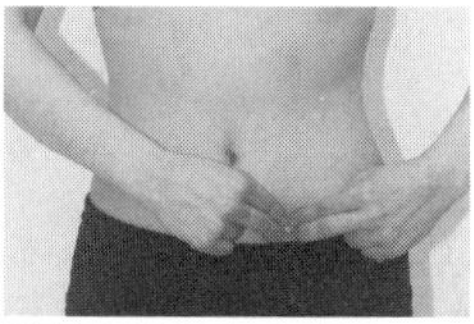
大腸をほぐす

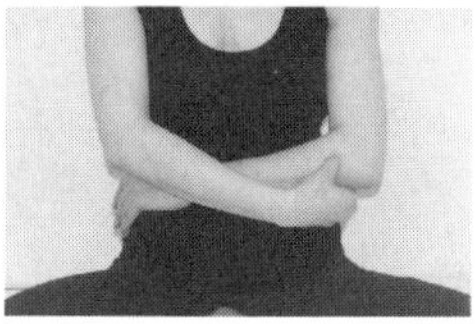
左腕をほぐす

シンアツシンを使ったサポートテクニック

断続モードで骨ぎわに沿って10cmぐらいあてる

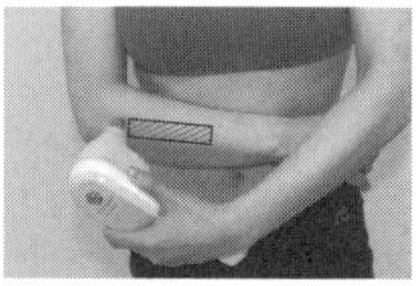
右腕をほぐす（右肩）

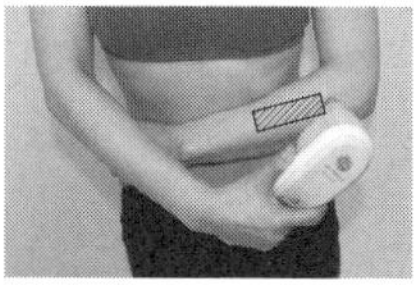
左腕をほぐす（左肩）

断続モードで梅の花を描くようにあてる

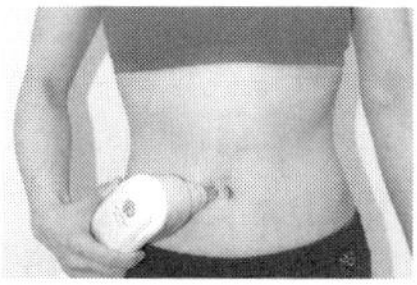
小腸をほぐす（右肩）

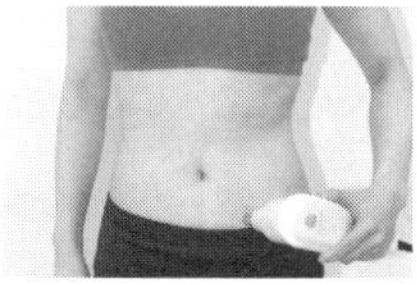
大腸をほぐす（左肩）

肩甲骨や首の根元の痛み

手や指の滞りが原因

肩甲骨と首の根元の痛みは、親指の付け根にある合谷《ごうこく》といわれる箇所と、金星丘《きんせいきゅう》といわれる手のひらの膨らみの部分が、硬くしこりをつくることで起こります。これらの箇所に滞りがあって、骨に腱が癒着することで動きにくくなり、肩甲骨や首の部分に負担が掛かり、展張痛《てんちょうつう》で痛む場合が多いのです。

肩甲骨と首の根元の痛みは、合谷と金星丘を「ほぐす」「ゆるめる」ことによって緩和されます。

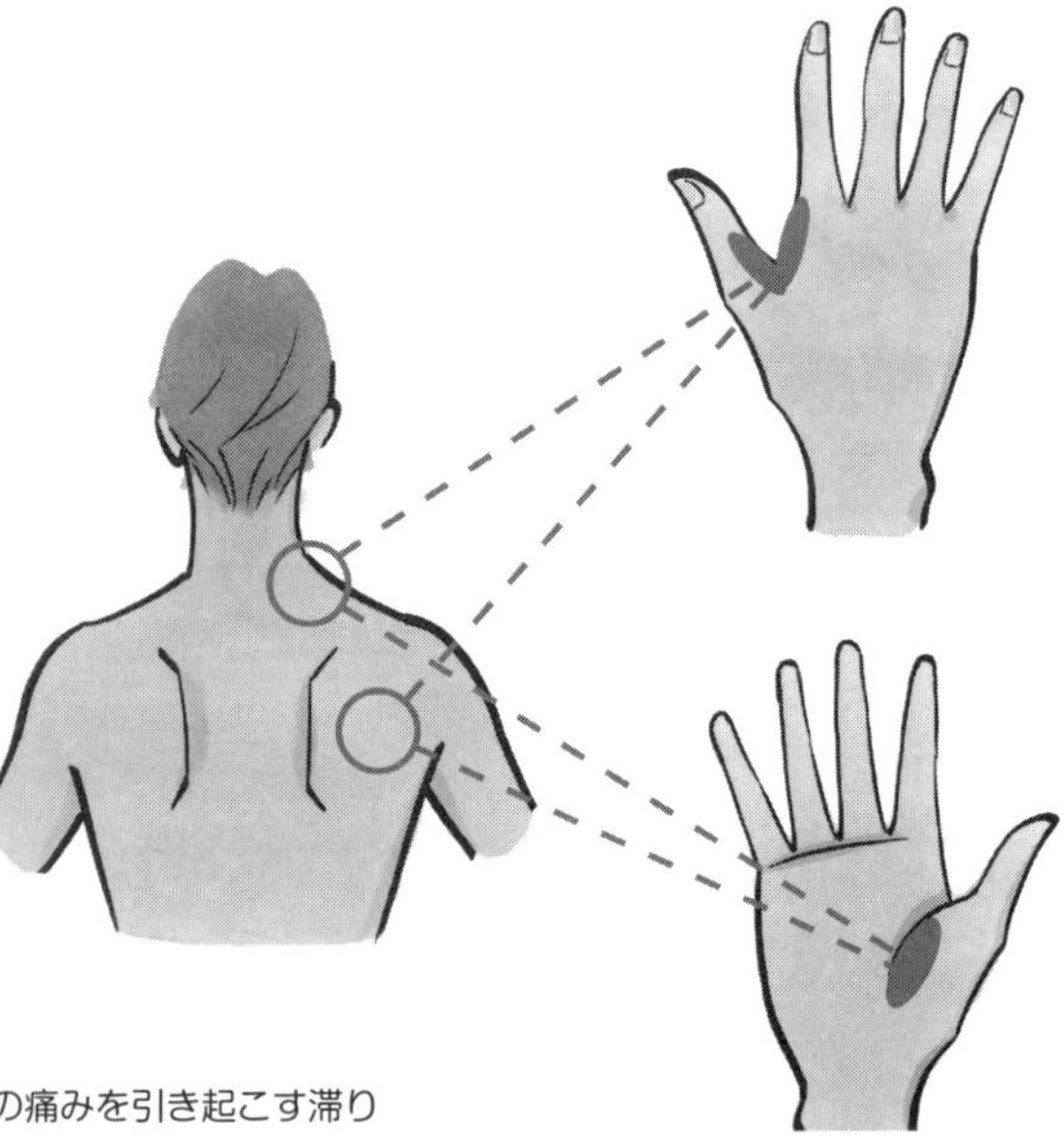

肩甲骨の痛みを引き起こす滞り

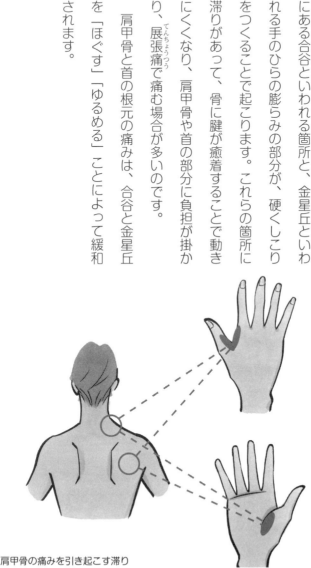

＊筋肉を引きはがすように「ゆるめる」

爪の先で、人差し指や親指の骨から合谷の筋肉を引きはがすように「ほぐす」「ゆるめる」。

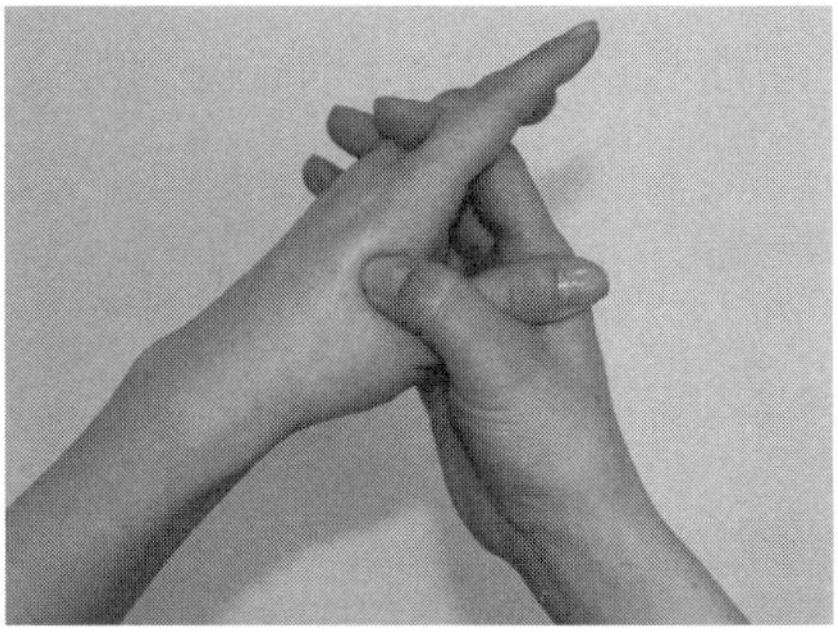

金星丘も同様に、爪の先で筋肉を骨から引きはがすように「ほぐす」「ゆるめる」。

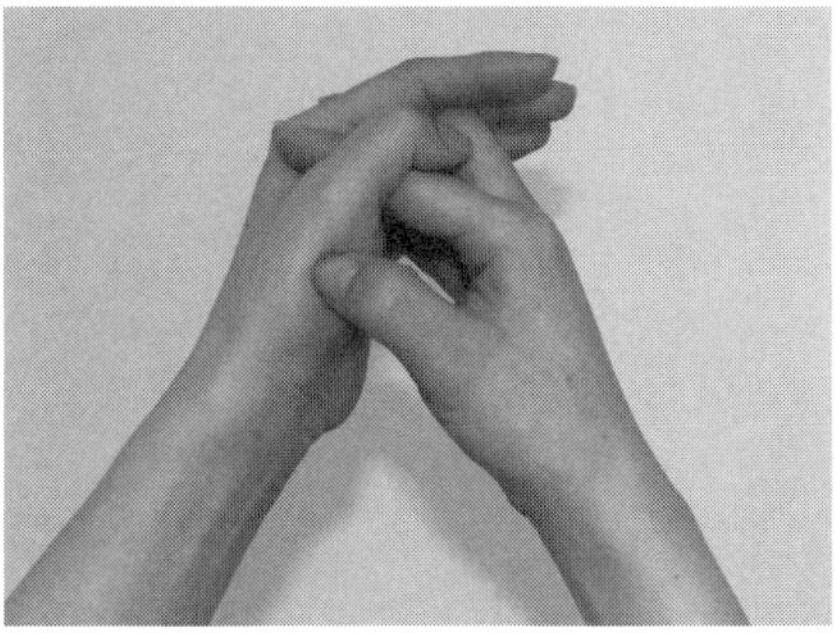

シンアツシンを使ったサポートテクニック

断続モードであてる

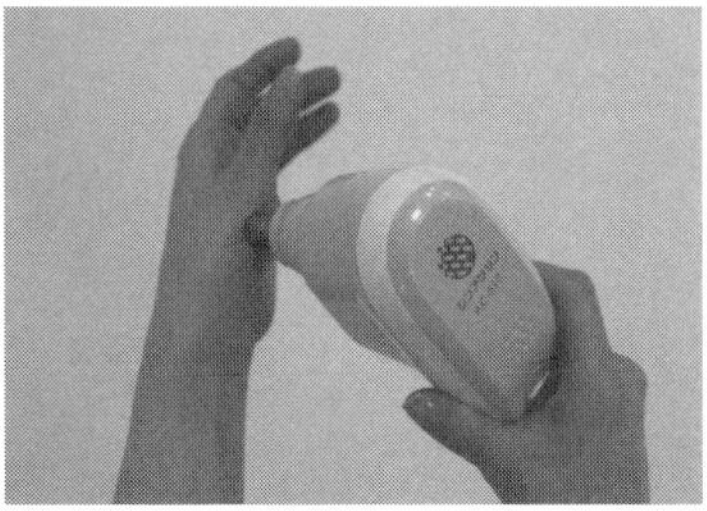

金星丘にあてる

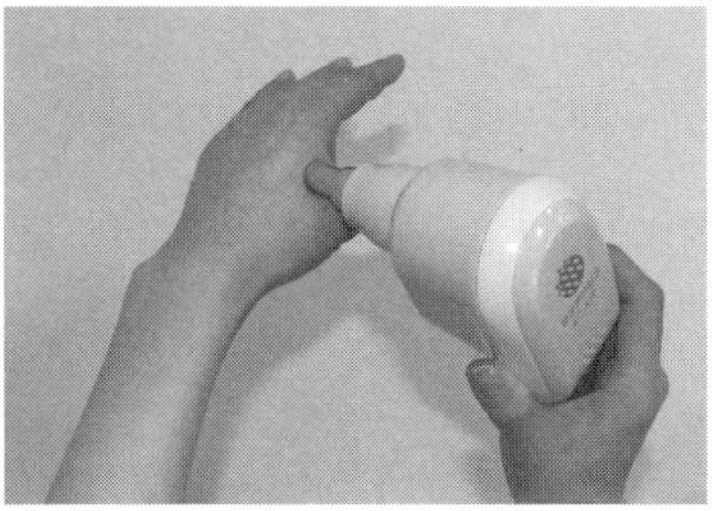

合谷にあてる

肘の痛み

テニス肘・野球肘などの肘の痛みは、肩甲骨の上部に滞りがあって痛むことが多いのです。肩甲骨の滞りは肩甲骨の表面にある腱と筋肉が、肩甲骨に癒着しておきているので、その部分を「ゆるめ」ます。

肩甲骨にある筋肉は平面上についているので、爪の先で引き離すように、やさしく引き離します。

肩甲骨の上部の滞りが原因

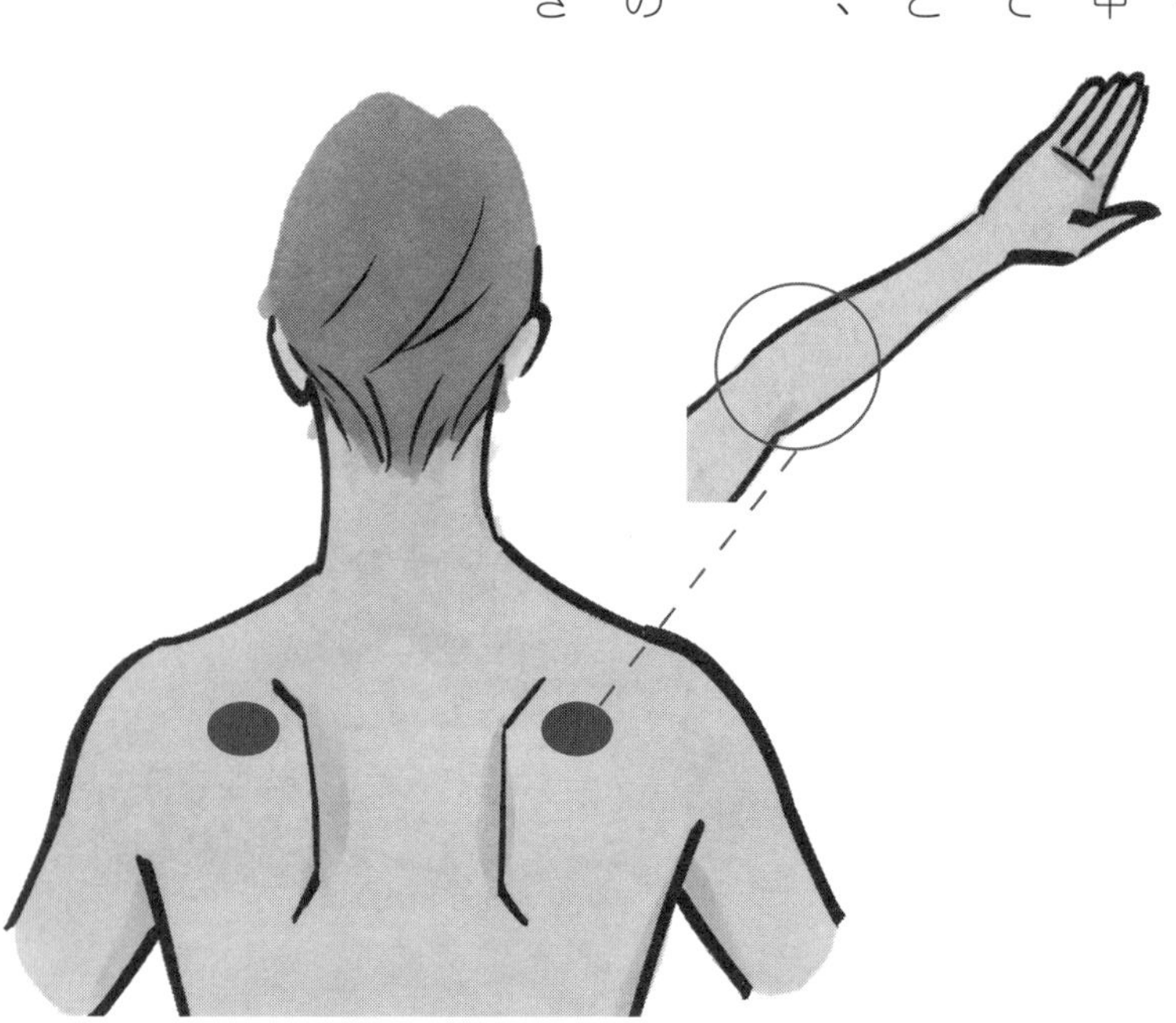

肘の痛みを引き起こす滞り

＊肩甲骨の上の腱と筋肉を「ゆるめる」

肩甲骨のまわりは自分でゆるめることができます。肩甲骨の上部は人にやってもらうとよいでしょう。

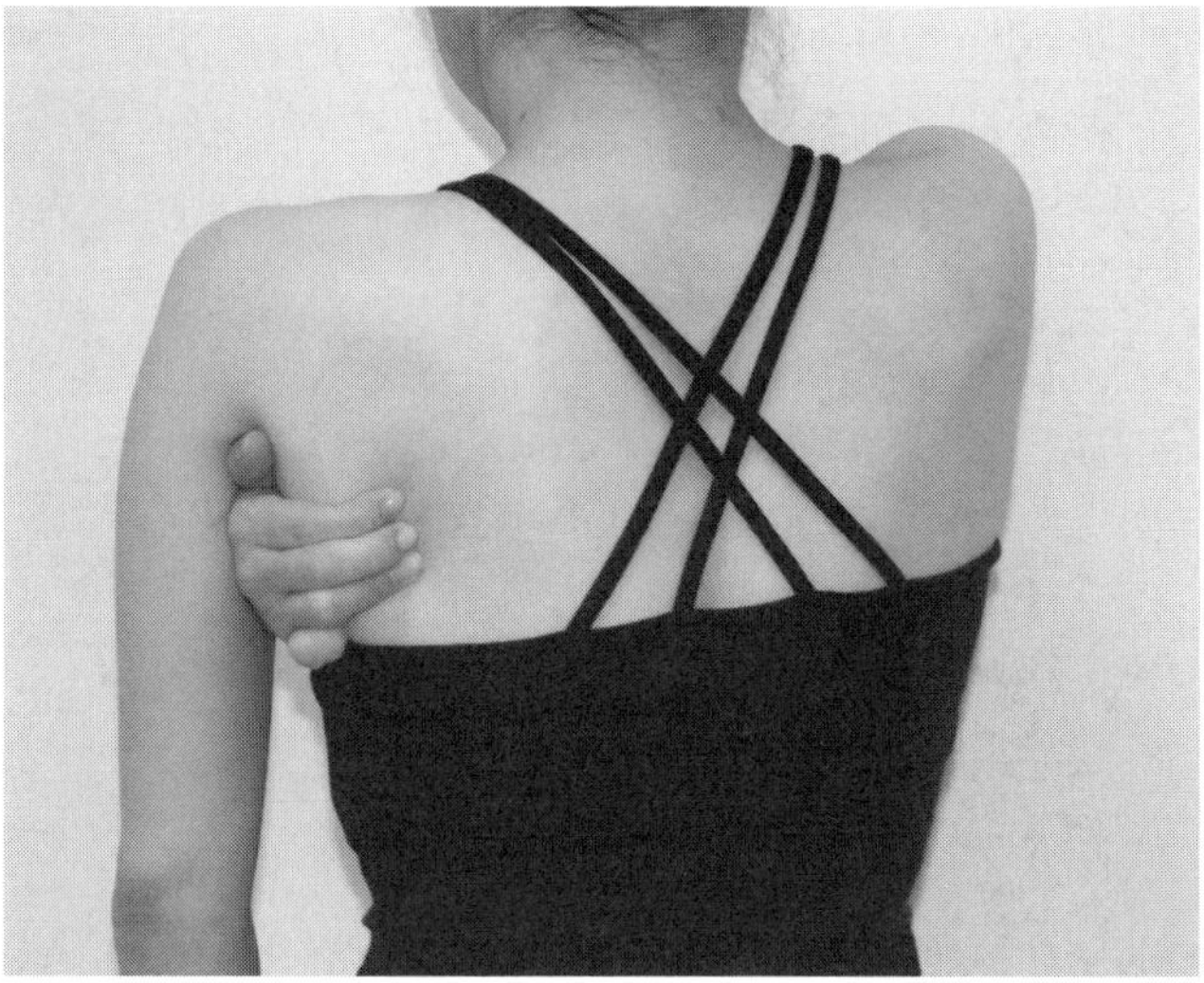

※肩甲骨は自分ではシンアツシンをあてにくいので、人にやってもらいましょう。

手の痛み

肩口と親指の付け根の腱の滞りが原因

いわゆる「腱消炎《けんしょうえん》」といわれる手首の痛みは、肩口の滞りによって起きている場合が多いのです。肩口の滞りによって、周りの筋肉が引っ張られ、手首に負担を掛けているために痛むのです。

また、上腕三頭筋の真ん中が痛む場合は、手の親指の付け根が滞っていることが影響しています。こちらも、親指の付け根の滞りによって、上腕三頭筋に負担を掛けています。

いずれの場合も、その原因となっている滞りを解消し、筋肉の負担を取れば、痛みが緩和します。

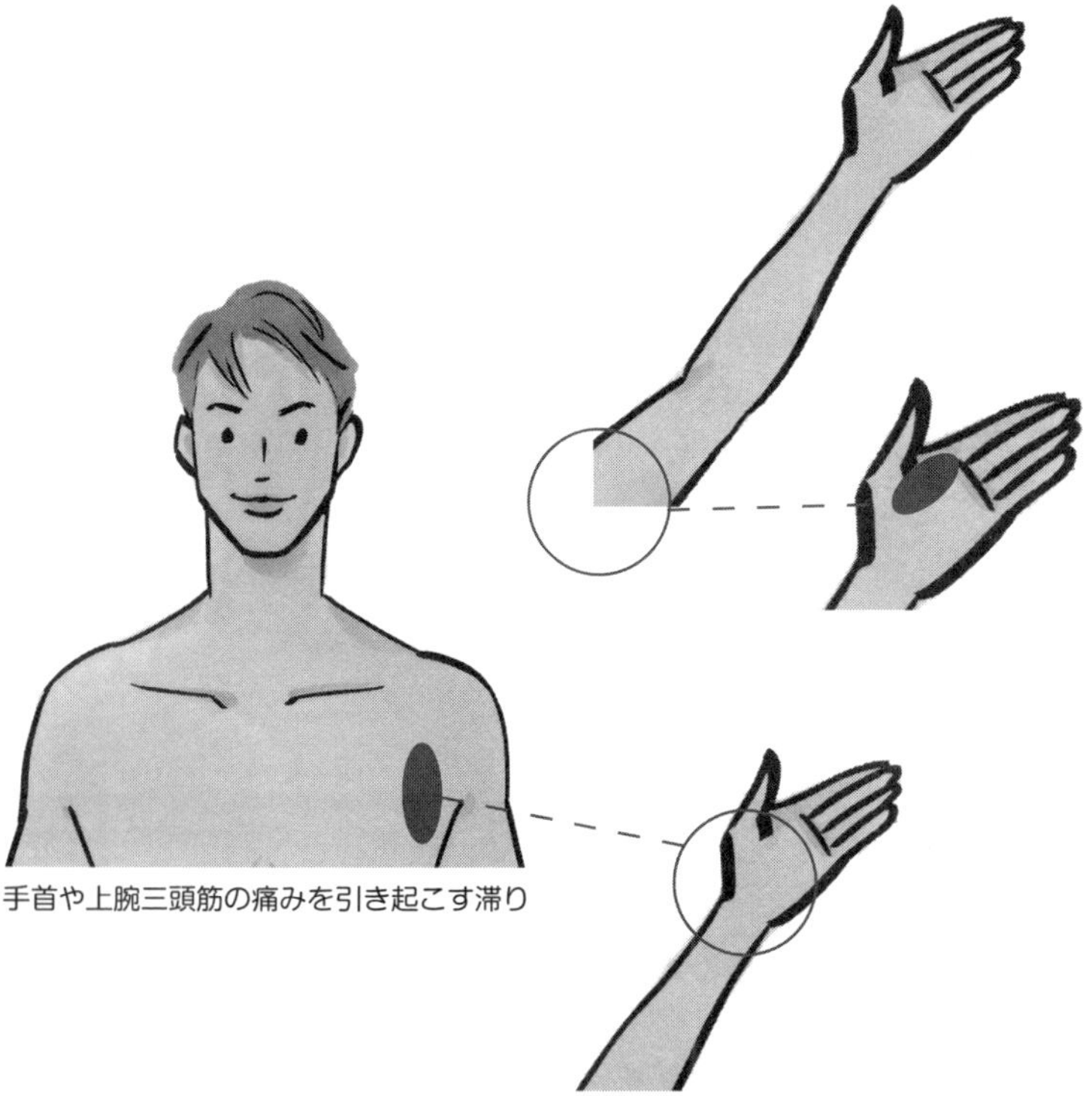

手首や上腕三頭筋の痛みを引き起こす滞り

＊骨から引き離すように「ほぐす」

肩口の腱は、鎖骨の下に沿って、引きはがすように「ほぐす」。

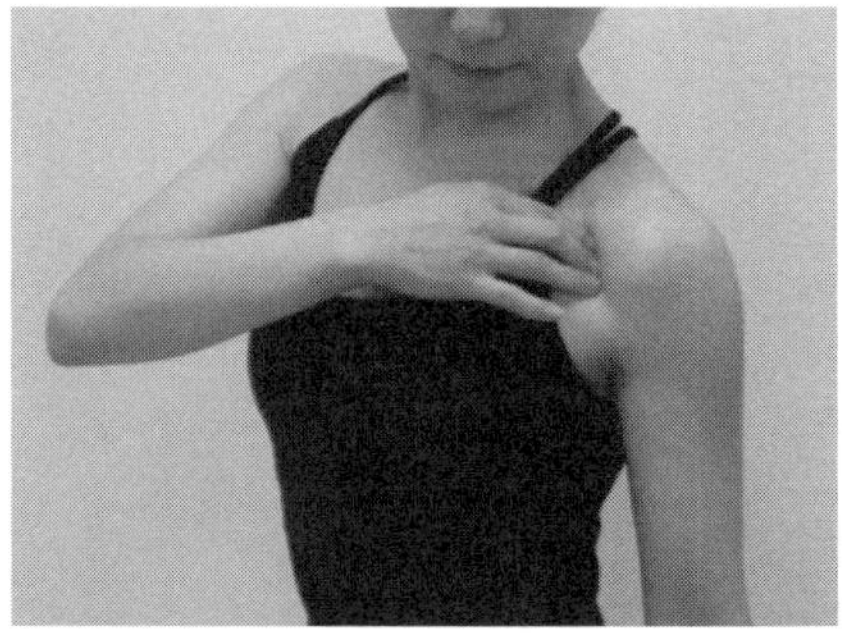

親指の付け根は、骨から引き離すように「ほぐす」。

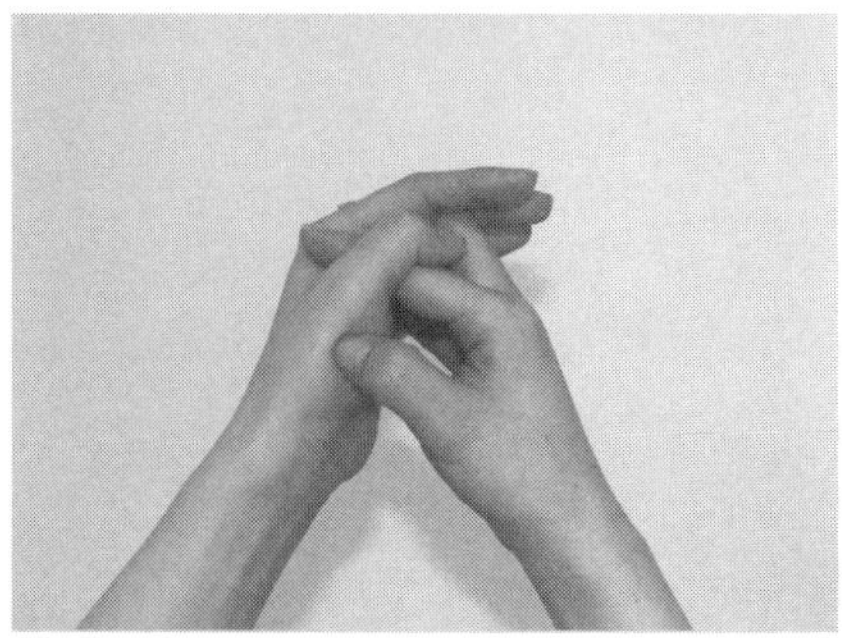

シンアツシンを使ったサポートテクニック

断続モードであてる

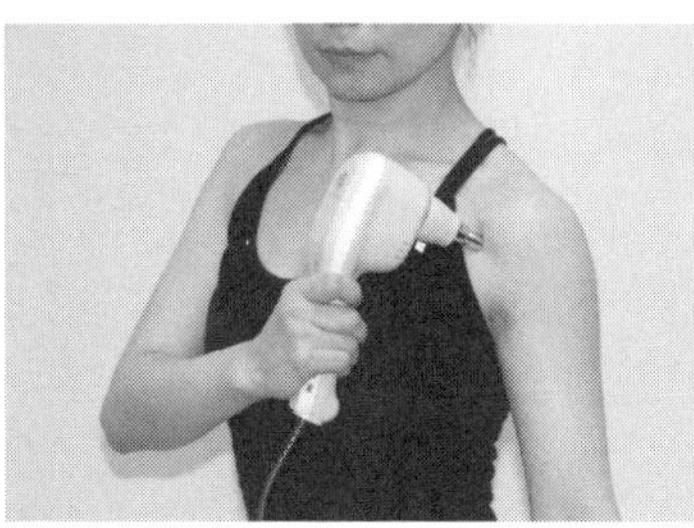

肩口にあてる

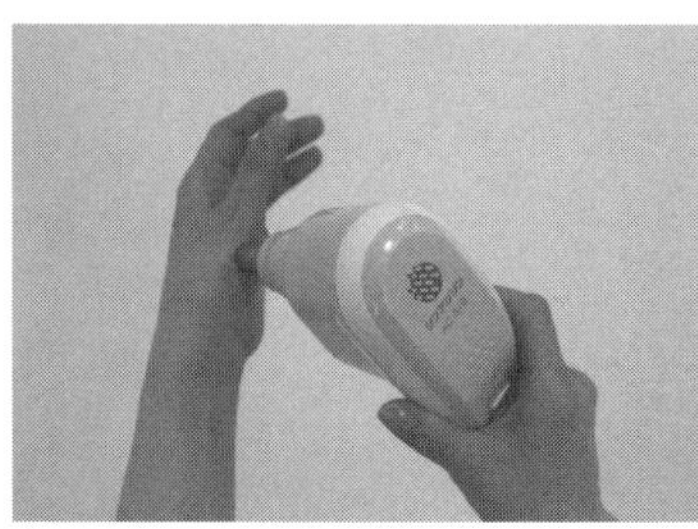

金星丘にある

腕・指のしびれ

滞りが血行を悪くし、しびれの原因となる

腕のしびれは、頚椎《けいつい》の疾患の影響といわれますが、腕の付け根や肩甲骨などに滞りがあり、その部分が血流を悪くしているため、しびれが起こります。原因となる滞りを「ほぐす」と、血流が良くなり、しびれは治まります。

親指、人差指、中指のしびれは、胸のところの滞りが原因と考えます。また、小指、薬指、中指のしびれは肩甲骨のところに滞りがあり、人差指、中指、薬指のしびれは肘の少し上のところに滞りがあると考えられます。

※しびれを意識すると、誰でもある程度のしびれを感じます。なるべく、しびれに意識を向けないようにすることも大切です。

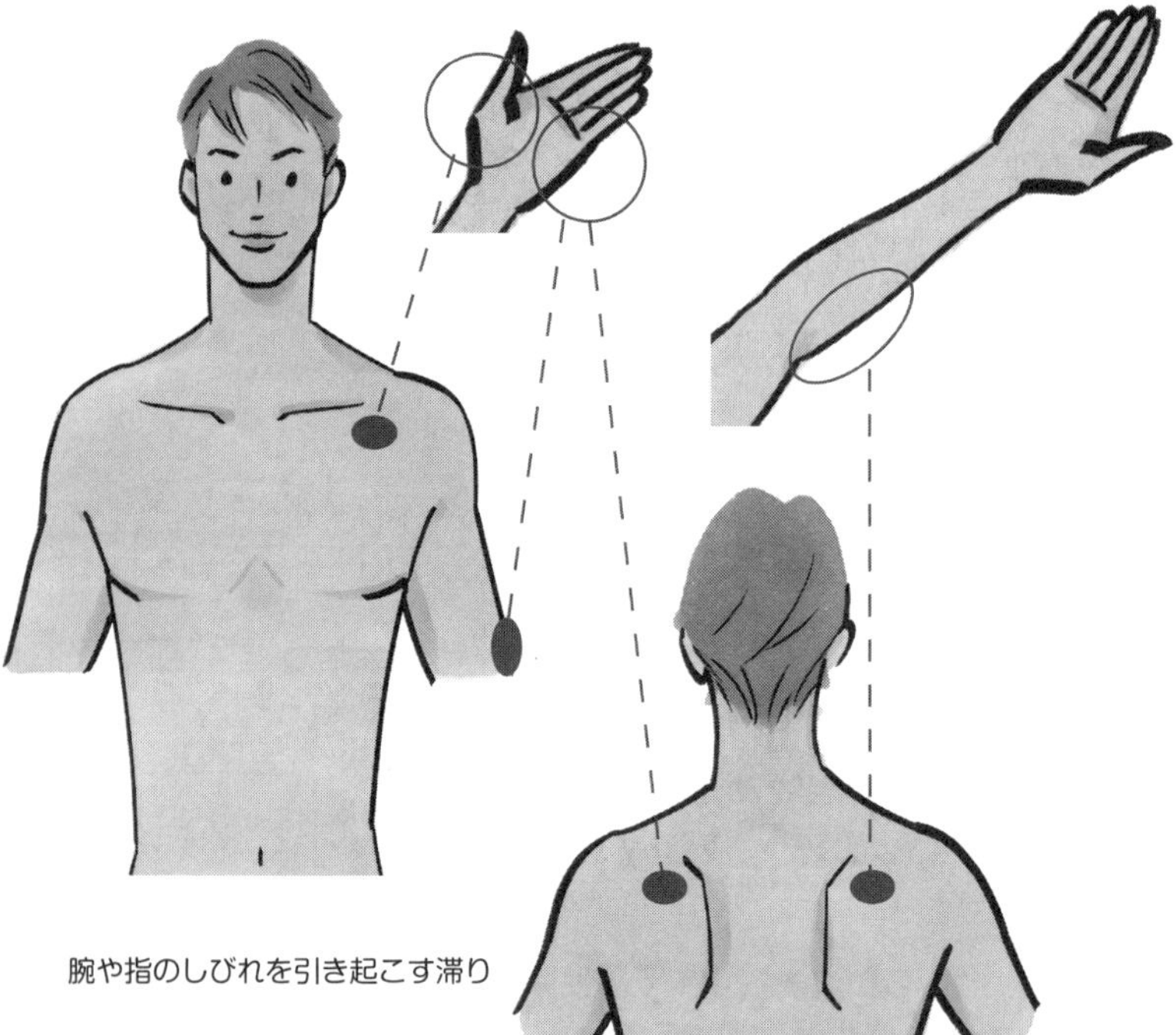

腕や指のしびれを引き起こす滞り

＊それぞれの原因となっている滞りを「ほぐす」

胸の部分の滞りを「ほぐす」。
この様に、他の部分も滞りをほぐし、
血行を良くしていきましょう。

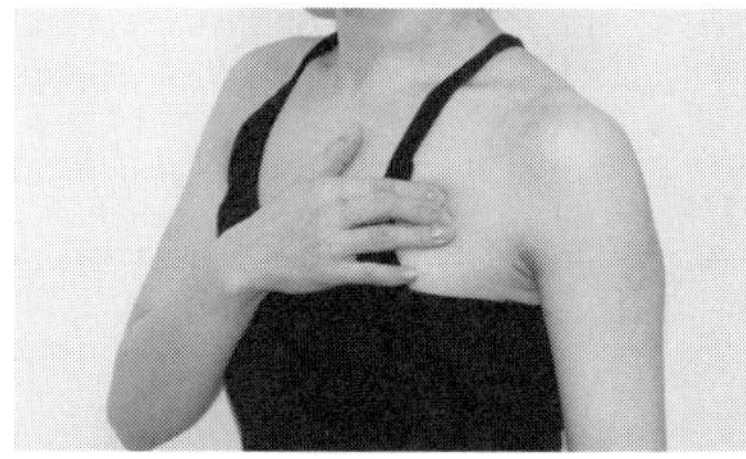

肘の少し上の部分の滞りを「ほぐす」。

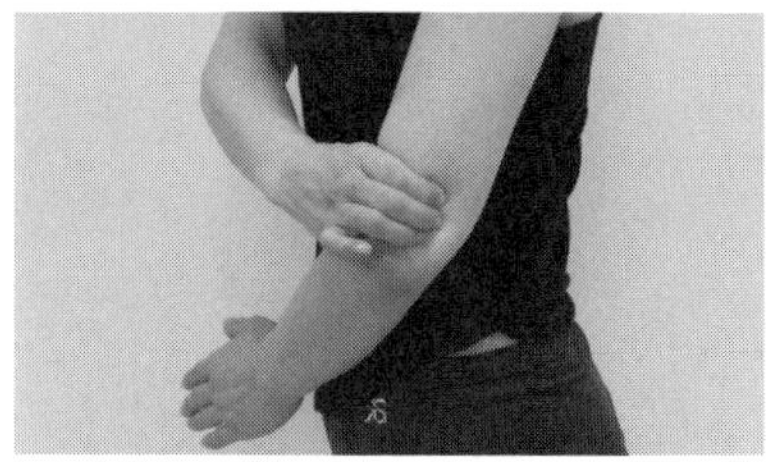

肩甲骨のまわりの滞りを、つかんで「ほぐす」。

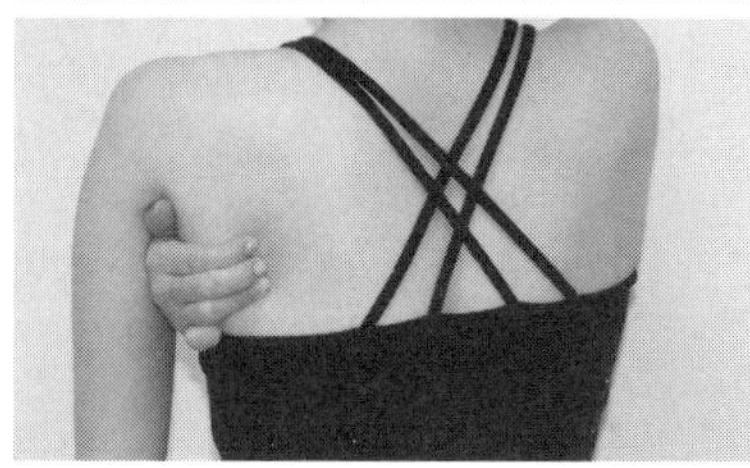

シンアツシンを使ったサポートテクニック

断続モードであてる

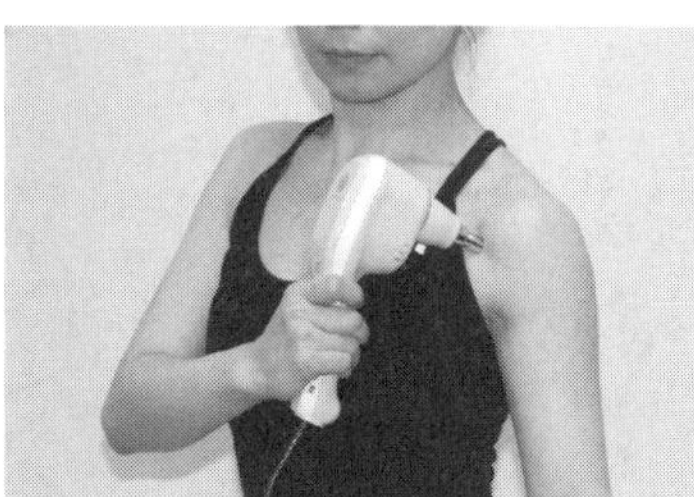

胸の部分にあてる

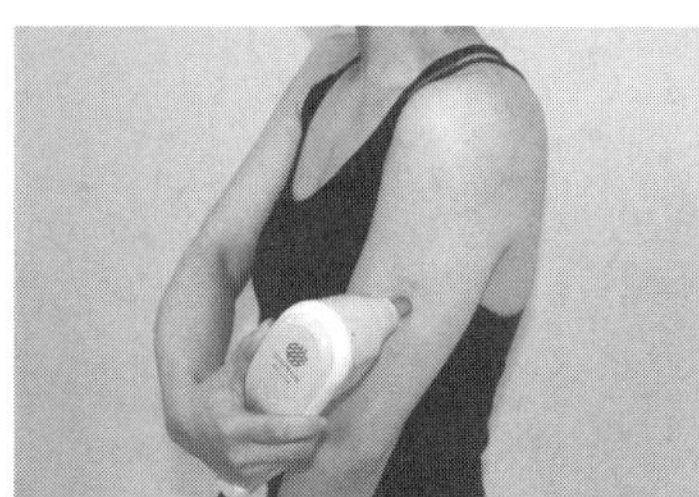

肘の少し上の部分にあてる

※肩甲骨は、自分であてるのは難しいので、人にやってもらいましょう。

一般的に多い腰痛

これは腰痛の中で最も多く、検査してみても原因が見つからない慢性の腰痛です。一番多い痛みはお尻の中央に起こる痛みで、歩いていても曲げても座っていても痛むものをいいます。

このような腰痛の場合、大腿部に滞りがあります。それによって、ももの内側にある筋肉が骨に癒着して起きてしまうので動きが悪くなり、腰が引っ張られて痛む「展張痛《てんちょうつう》」によるものが多いのです。

大腿部の滞りを「ほぐす」「ゆるめる」ことにより、痛みが緩和します。

大腿部《だいたいぶ》の滞りが原因

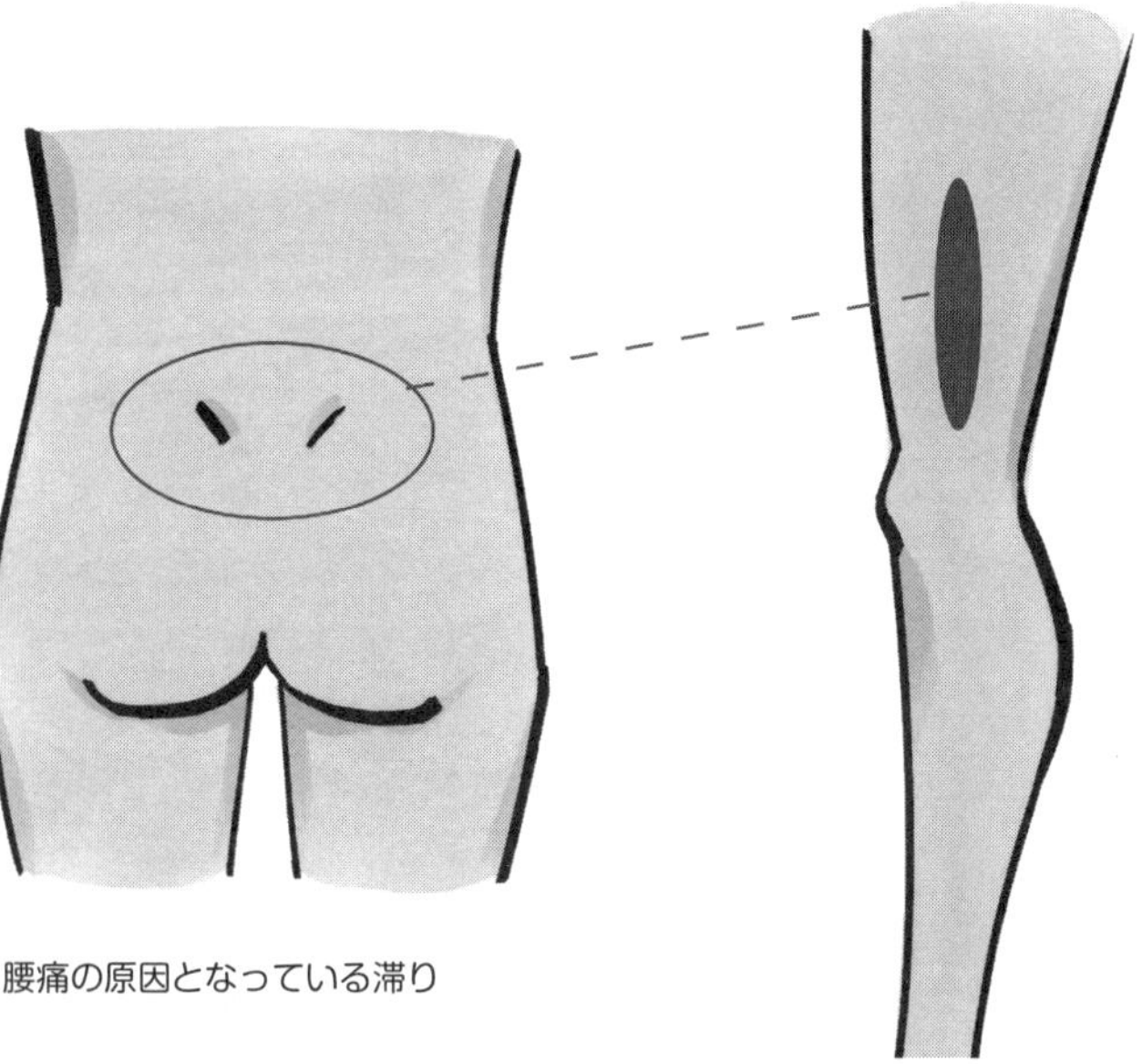

腰痛の原因となっている滞り

＊骨に沿って筋肉を引き離すように

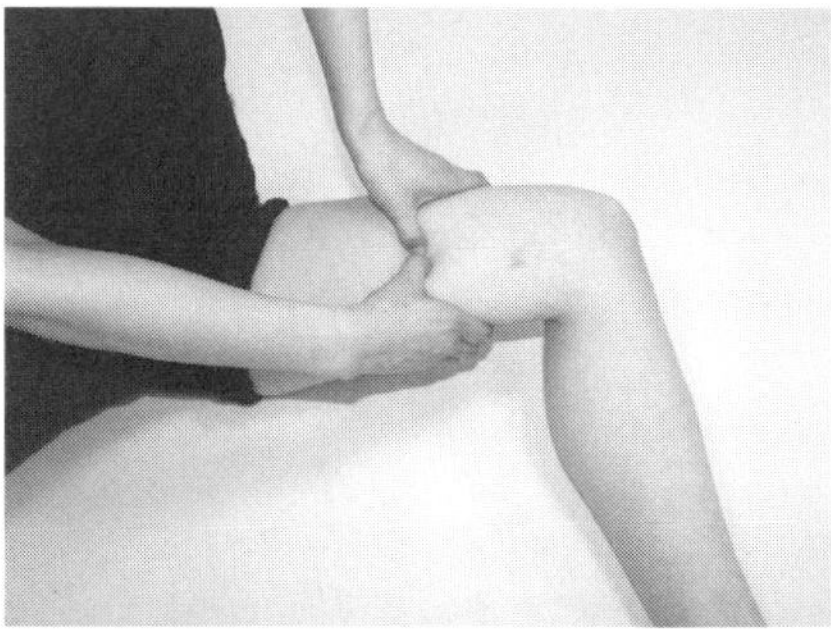

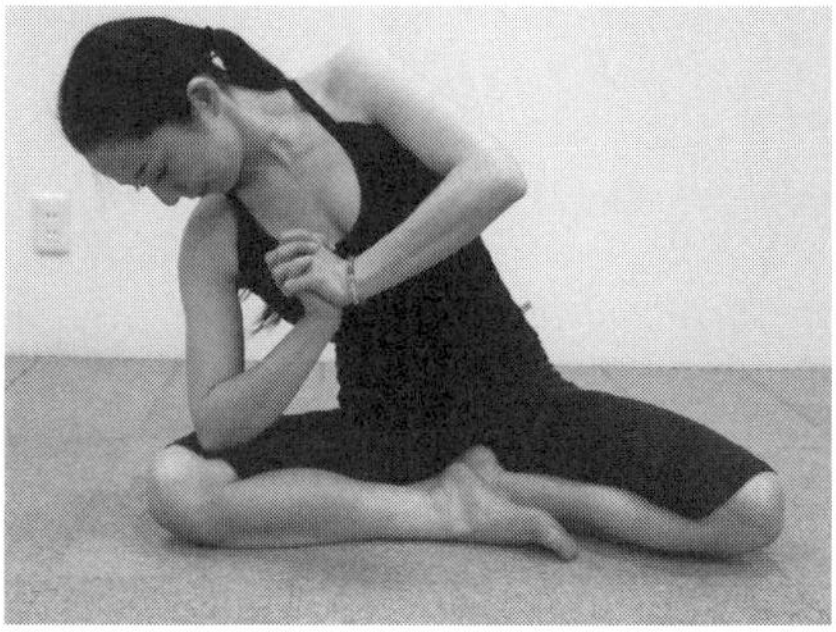

ももの内側の真ん中を骨に沿うように、膝から股関節にかけて、腱と筋肉を骨から引き離すようにほぐします。

自分自身で大腿部分をほぐす時、この部分は身体の中で一番大きな筋肉群なので、指で押し続けていると指が痛くなってしまいます。下の写真のように、手を合わせ肘で押すと、あまり力を使わないでほぐすことができます。

シンアツシンを使ったサポートテクニック

断続モードで大腿骨の際を 10 ～ 15cm ぐらいあてる

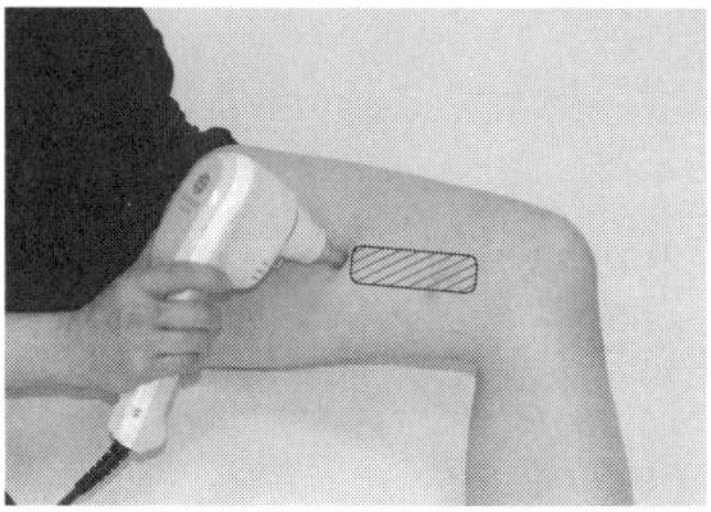

ぎっくり腰

急激に起こる腰痛が「ぎっくり腰」です。主な原因は、重いものを持ち上げたり、体をひねったりすることで起こります。

このぎっくり腰は、ふくらはぎの筋肉の下側に滞りができると起こります。その部分を優しくほぐすことにより、痛みが緩和します。ただし、かなり痛いので、マッサージのように早い動きはしないで、ゆっくり押しほぐします。

この部分が滞り、痛んだままにしておくと、またぎっくり腰になってしまうので、押して痛い場合は、なってしまう前にほぐしておくと、ぎっくり腰が防げます。

ふくらはぎの滞りが原因

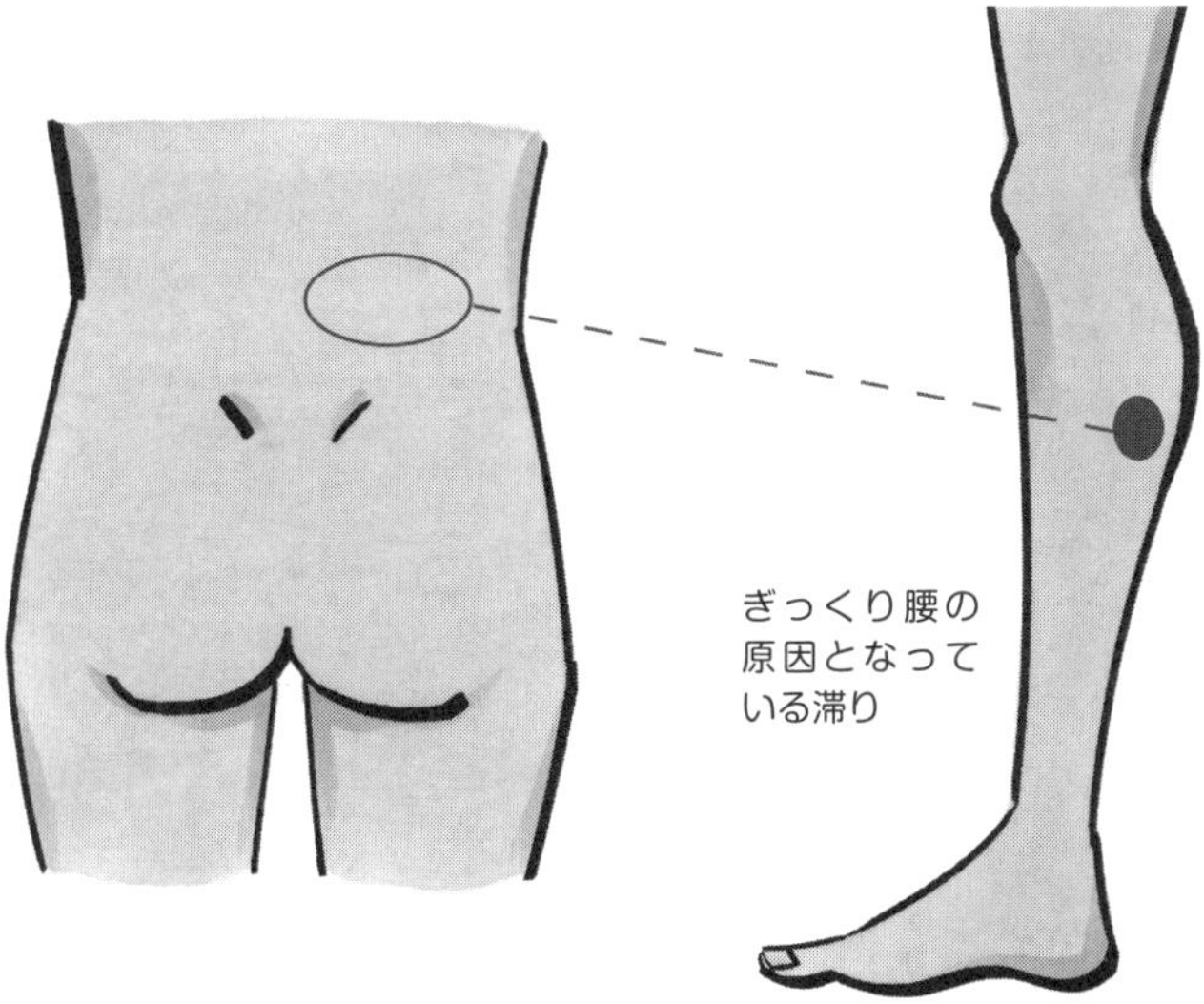

＊やさしくゆっくり押しほぐす

習慣的にぎっくり腰になってしまう人は、ふくらはぎの真ん中にあたる部分を押すと、飛び上がるほどの痛い滞りがあります。その部分をやさしく、ゆっくり押しほぐす習慣をつけると、ぎっくり腰を防げます。

写真のように、両手の指で押しこむように「ほぐす」。

また、ぎっくり腰になってしまった時は、ここをほぐすことにより、早い回復が見込めます。

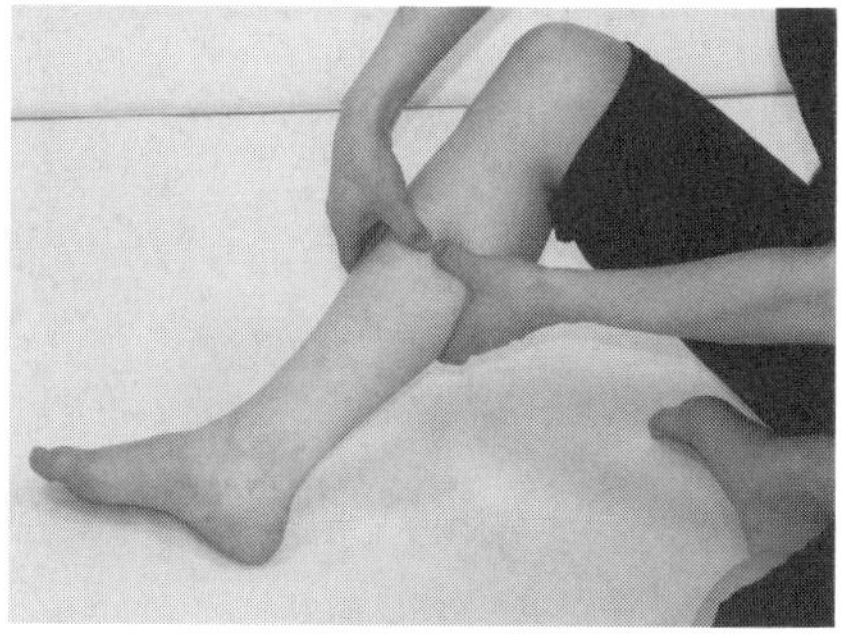

写真のように、両手の指で押しこむように「ほぐす」。

シンアツシンを使ったサポートテクニック

断続モードで痛い部分に梅の花を描くようにあてる

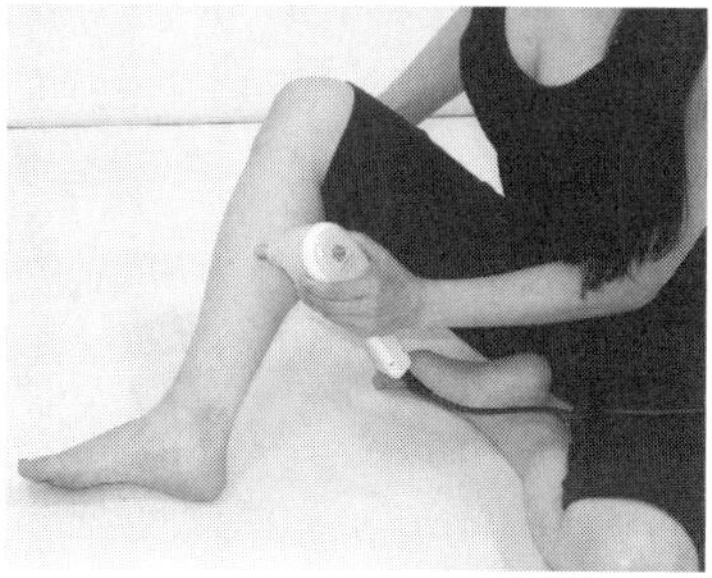

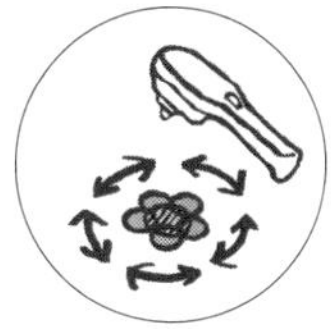

脊柱管狭窄症《せきちゅうかんきょうさくしょう》（原因不明のお尻のしびれ）

足の指、向こうずねの滞りが原因

最近多いこの腰痛は、日本人の足型と合わない靴を履くために、第四指の指先が靴にあたり、第三指に踏まれて更に縮むために起こります。その系統の向こうずねから太ももの脇までの腱が硬くなり、お尻の横側までの部分がしびれるような痛みが起きてしまうのが特徴です。

そのままの状態にしておくと、歩けなくなるほどの痛みにまで悪化してしまいます。この痛みは、坐骨神経痛や椎間板ヘルニアに間違えられやすいですが、指先や、向こうずねをほぐすことで緩和されます。

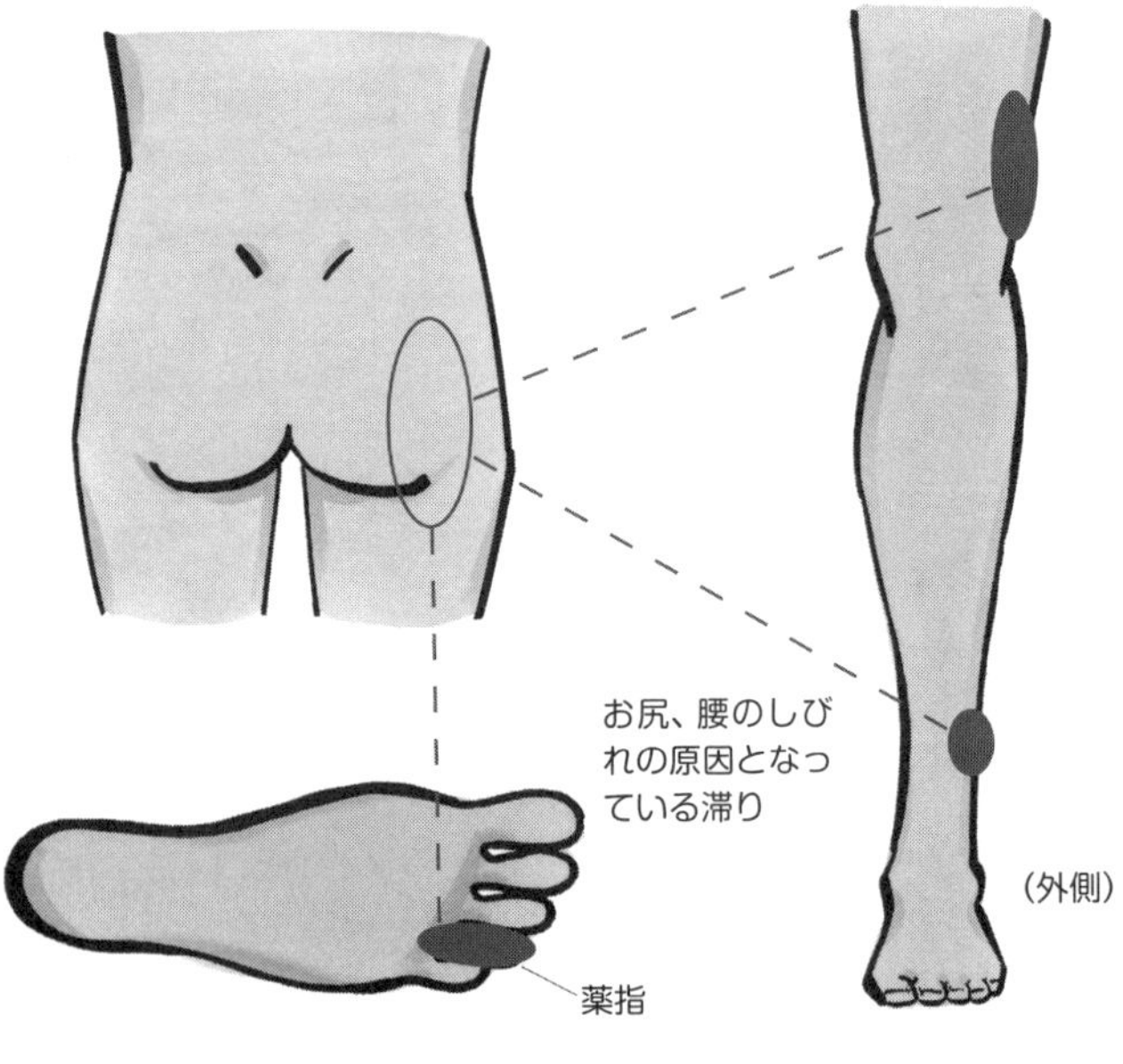

＊指、向こうずね、太ももの順番で

はじめに、靴の圧迫で縮んでしまった指を引っ張って「のばす」。最初は痛いかもしれませんが、しばらく伸ばしていると痛みは少しずつ軽減されます。

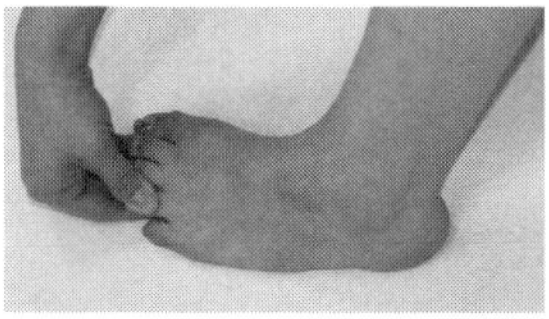
指を引っ張って伸ばす

次に、向こうずねの骨の際も、筋肉が癒着してしまっているので、骨から引き離すように「ほぐす」。

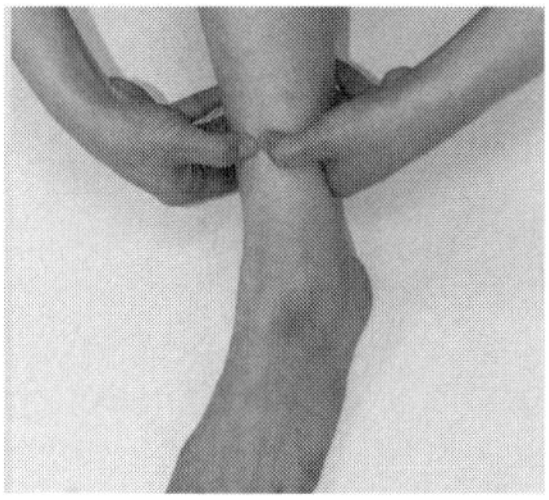
向こうずねをほぐす

そして、太ももの横外側も筋肉が癒着しているので、指で引き離すように「ゆるめる」。

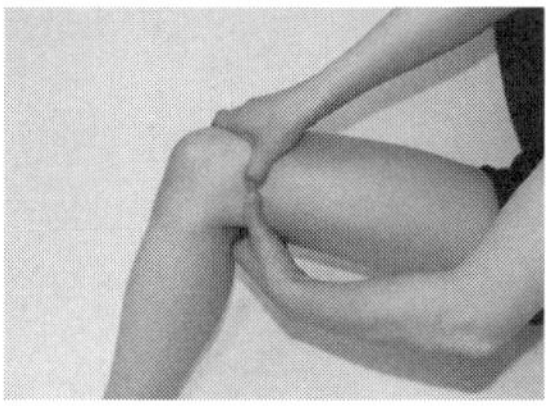
太ももの横外側も

シンアツシンを使ったサポートテクニック

断続モードであてる

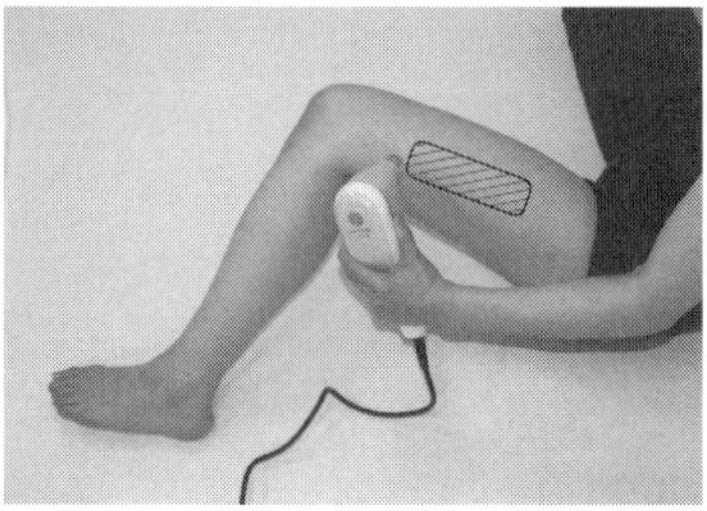
断続モードで太もも外側の中央を10～15cmぐらいあてる

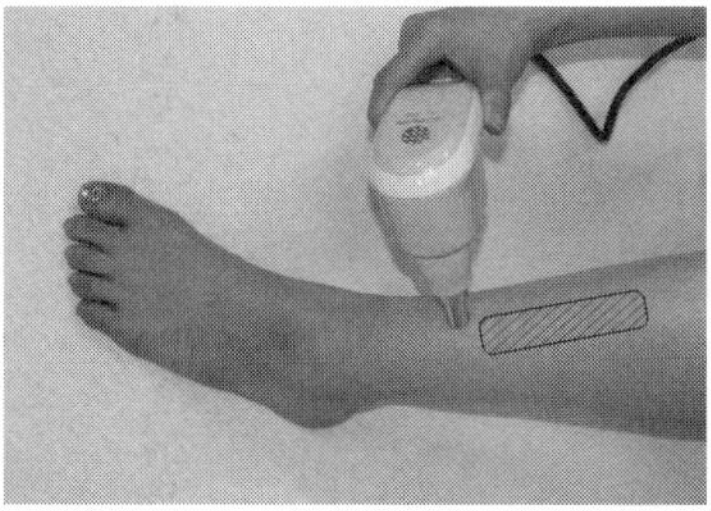
断続モードで向こうずねに沿って10cmぐらいあてる

膝の痛み　その1

アキレス腱の滞りが原因

膝の痛みは大きく分けると3つの種類があります。

正座など、座った姿勢から立ち上がるときに「ズッキン」と膝が痛むのはアキレス腱に沿った部分が滞って硬くなり、上下左右に動きにくくなっているために起こるものです。

このような痛みの場合、アキレス腱を中心に指でほぐし、また、アキレス腱を指で挟み、ほぐしながら、アキレス腱を横に動かすなど、アキレス腱の動きをスムーズにできるようにケアすると緩和します。ただし、揉んではいけません。揉むと筋肉を急激に動かすので、運動した時と同じような状態で、筋肉痛になってしまいます。

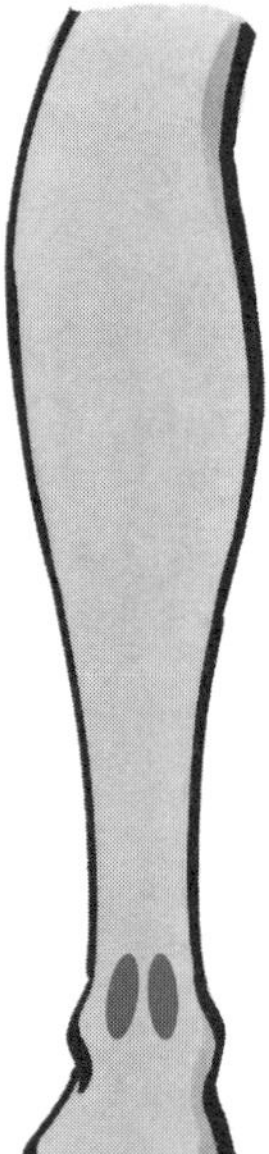

膝の痛みの原因となっている滞り　その1

＊アキレス腱をゆるめる

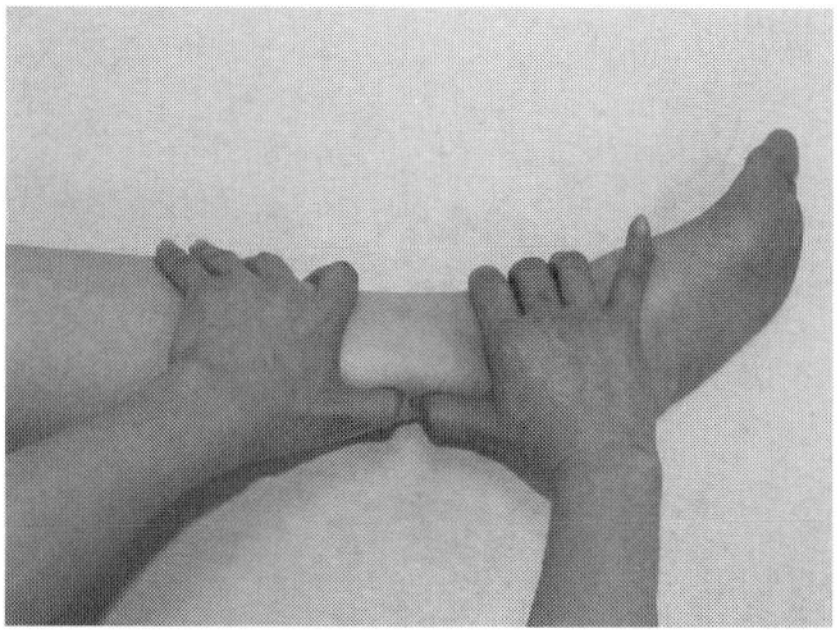

両手の親指でアキレス腱を、ふくらはぎの近くまで「ゆるめる」ように押しほぐします。揉んではいけません。足の外側からも、アキレス腱を両手の親指でアキレス腱を引っかけるように、手前に引き上げるようにほぐします。
その場合、両手の人差し指や中指は、骨に沿ってほぐしてゆきます。

シンアツシンを使ったサポートテクニック

断続モードでアキレス腱に沿って5～ 10cm ぐらいあてる

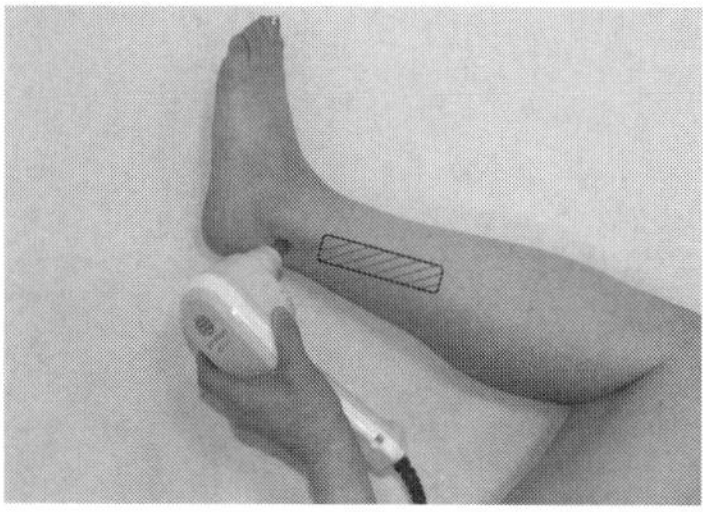

アキレス腱の外側にも

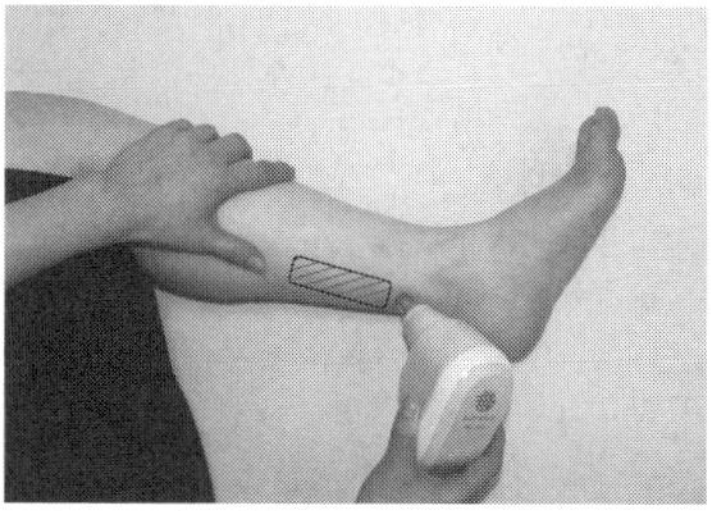

アキレス腱の内側に

膝の痛み　その2

ふくらはぎの真ん中の滞りが原因

膝の軟骨がすり減ってしまい、歩くたびに膝の真ん中が痛む場合があります。この痛みをそのままにしておくと、膝の痛みをかばうため、足が無理な体勢を強いられるので、膝が湾曲したり、腰の痛みに発展していく心配があります。

膝の軟骨がすり減ってしまう原因は、ふくらはぎの真ん中に滞りがあって、膝の中心に向かっての血液の流れ、リンパの流れが悪くなっています。そのため、すり減った軟骨の再生が難しくなっているのです。この滞りをほぐすことで、痛みは緩和されます。

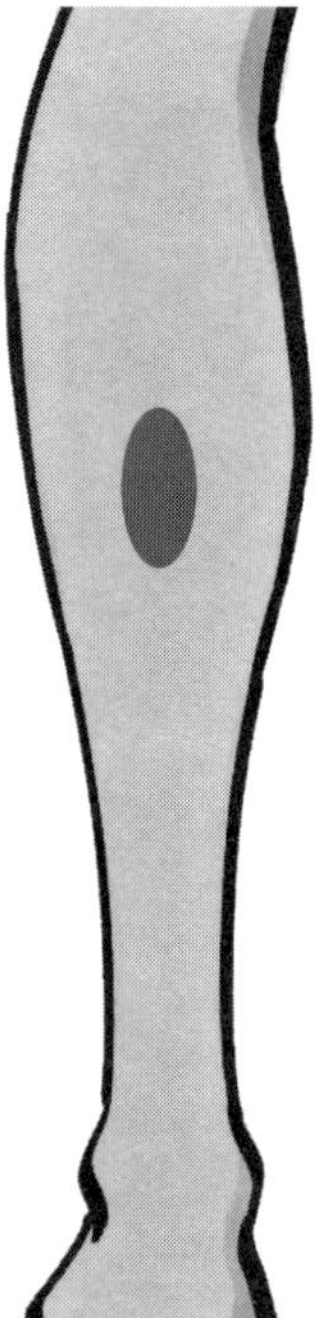

膝の痛みの原因となっている滞り
その2

＊ふくらはぎをほぐし、滞りを解消

ふくらはぎの腱と筋肉を、骨から引き離すようにほぐし、血液とリンパの流れを良くします。

ふくらはぎのつかみ方は、外側からは写真下のようになります。内側からも外側からも、深い呼吸をしながら、指で押しこむようにほぐします。グリグリとほぐさないようにやさしく「ほぐす」。

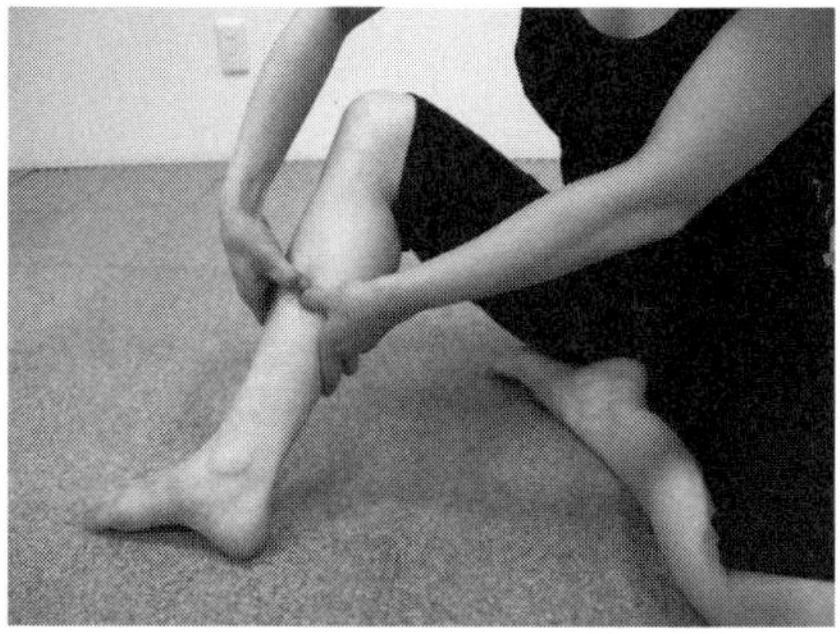

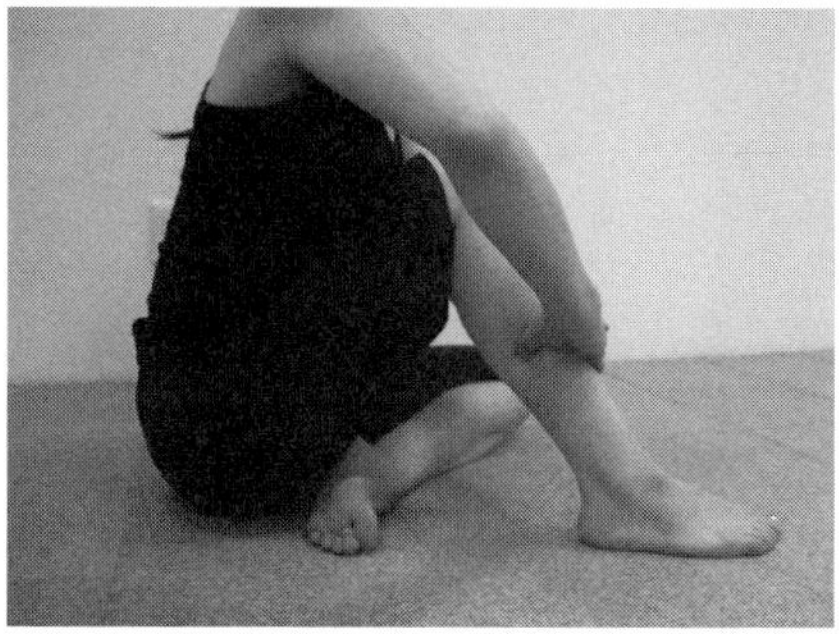

シンアツシンを使ったサポートテクニック

断続モードで梅の花を描くようにあてる

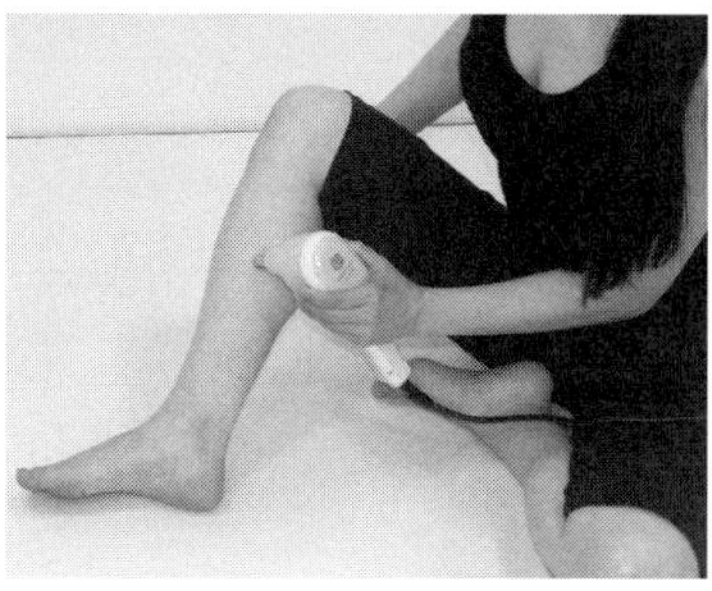

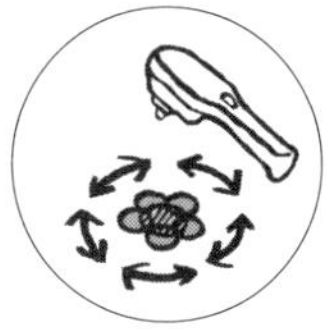

膝の痛み　その3

立っているだけで膝の周りが痛いときは、膝と大腿骨の間くらいに位置する箇所の滞りが原因の場合があります。筋肉と骨と腱が癒着しているため、その辺りを押してみると痛いところがあり、中にはそこが「しこり」になってしまっている人もいます。

太ももの滞りが原因

膝が痛いから「膝が悪い」と思う人が多いのですが、実際、そのほとんどは別の箇所に原因がある場合が多いのです。太ももの部分の滞りをほぐすことで、膝の痛みが緩和されます。

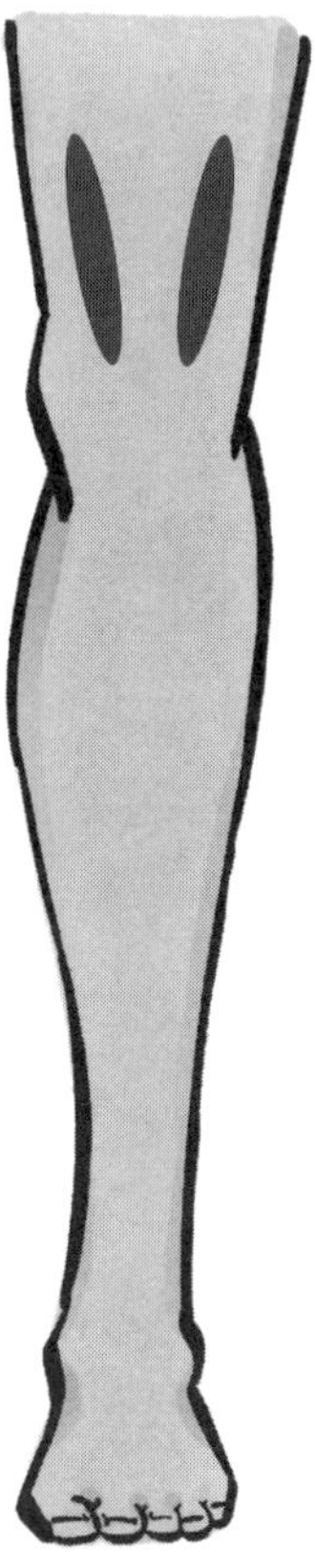

膝の痛みの原因となっている滞り　その3

＊太ももの筋肉をゆるめる

膝と大腿骨の半分くらいのところに位置する太ももの外側の筋肉を、骨から「ゆるめる」ように押しほぐします。内側も同様に「ゆるめる」ように押しほぐします。両手の親指でゆっくりと、筋肉と骨と腱の癒着を剥がすように押しほぐしていきましょう。

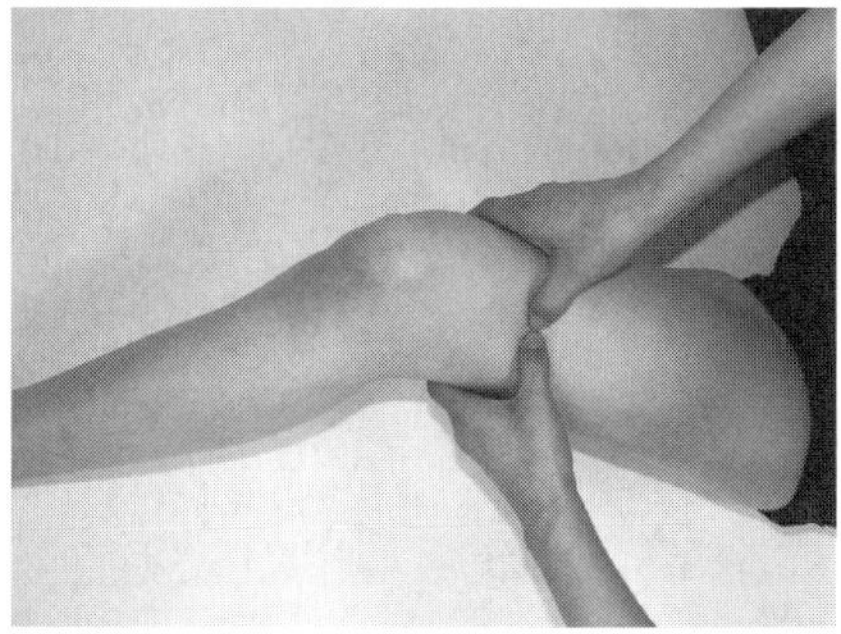

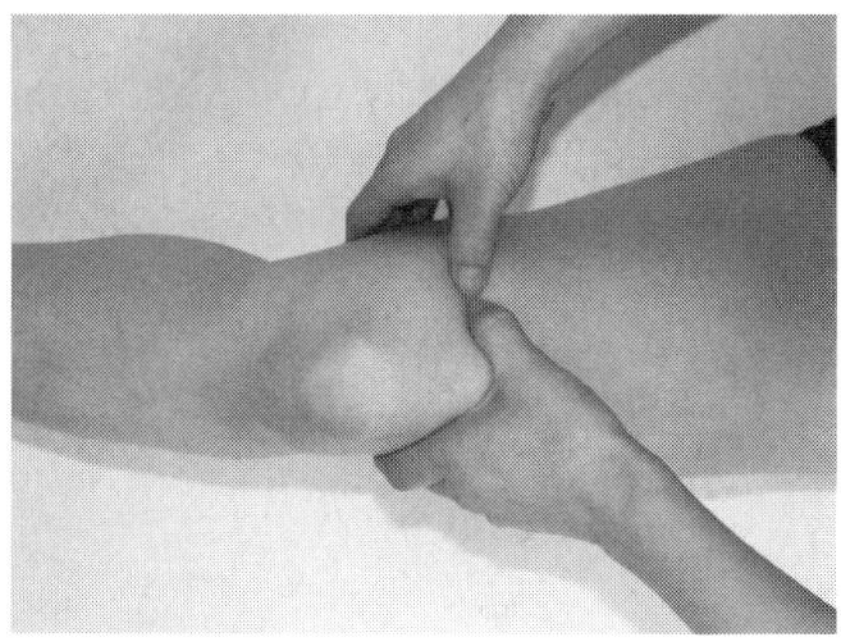

シンアツシンを使ったサポートテクニック

断続モードで太ももの内側、外側の中央を 10 ～ 15cm ぐらいあてる

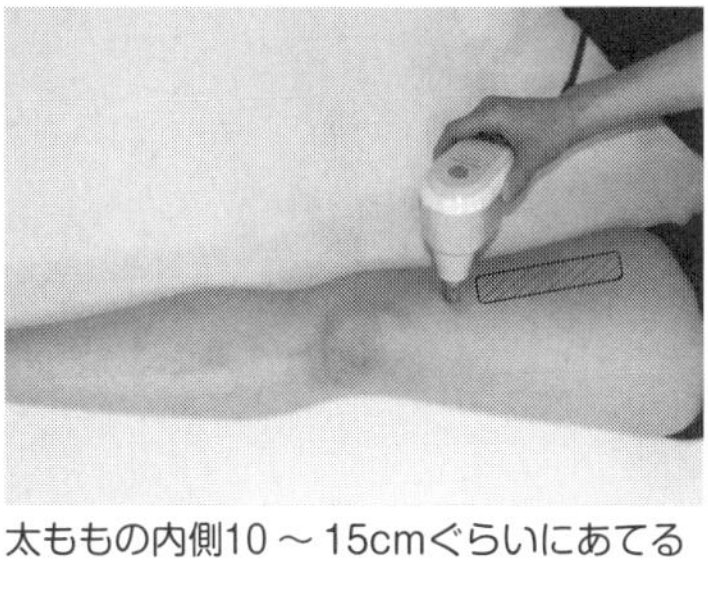

太ももの内側10 ～ 15cmぐらいにあてる

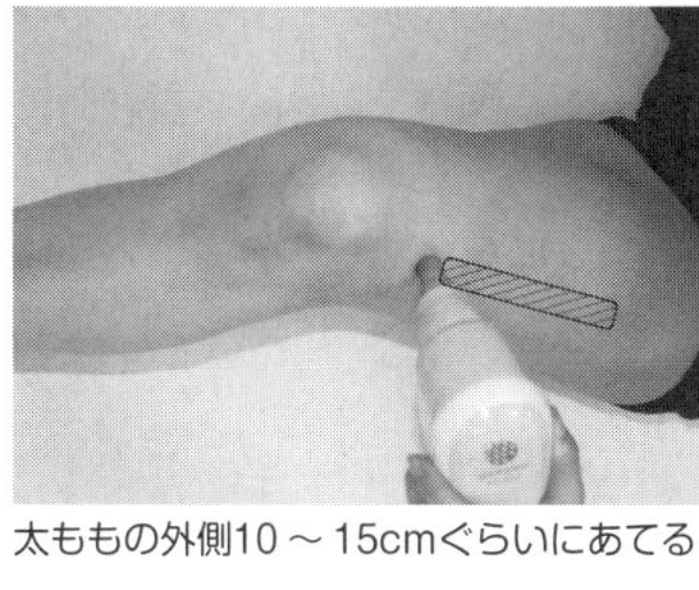

太ももの外側10 ～ 15cmぐらいにあてる

錬堂コラム

天城流湯治法エクササイズにおける「痛み」の概念とは?

天城流湯治法エクササイズの概念では、痛みの種類は「炎症」「展張痛《てんちょうつう》」「疼痛《とうつう》」「シビレ痛」と、大きく4種類に分けられます。

1　炎症

切り傷、火傷、打ち身などで起こる炎症の痛みのことをいいます。これらの痛みは、その原因（怪我や火傷）による「腫れ」のために、神経が圧迫・刺激され、約72時間痛むものです。

2　展張痛

滞りができて、腱の動きが悪くなってしまい、腱が引っ張られて起きてしまう関節の痛みのことをいいます。指の関節、肩痛・腰痛・膝痛などの関節の痛みは、その関節につながっている腱と筋肉が骨に癒着して、スムーズに動かなくなって、腱が引っ張られて起こります。

3　疼痛

身体の表面上に起こる痛みのことをいいます。身体の表面に存在する神経を覆っている神経の膜の中の体液が無くなって、ひりついてしまって起こるのが原因と考えられています。

4　痺《しび》れによる痛み

身体の一部の滞りによって、血液の流れが止まってしまって起こる痛みのことをいいます。

今までは、痛いところに意識を向けていましたが、痛いところに目を向けるのは西洋医学的な「対症療法」の見方です。ところが、自然療法・代替医療・健康予防学などの考え方で身体全体に目を向けてみると、痛いところは全く別

鍊堂コラム

のところに原因がある場合が多いのです。痛みの原因が、全く別のところにあると考えて身体を見ていくと、痛みは簡単に治すことができます。

たとえば、指の関節、手首、肩などが痛い場合、大体はその部分の炎症が原因といわれますが、通常の炎症（切り傷、火傷、打ち身などによる）は3日間程度、約72時間の痛みです。それ以後の痛みの場合は、そのダメージによってできてしまった「滞り」で癒着を起こし、腱が引っ張られて起こる「展張痛《てんちょうつう》」であることが多いのです。

また、膝の真ん中が痛む時は、アキレス腱が癒着して柔軟性がなくなっていたり、ふくらはぎの筋肉内に瘀血《おけつ》があって硬くなっていたり、膝の上の大腿骨の脇の筋肉が硬くなって起こる各所の「滞り」が、膝の痛みの原因になっていることが多いのです。この場合、アキレス腱を「のばす」、ふくらはぎを「ほぐす」、大腿骨の脇の筋肉とふくらはぎを骨から外すように「ゆるめる」、という手法で、この膝の痛みは数分で改善されます。

「不定愁訴」といわれる、普段自分では気が付かない痛みは、筋肉内に瘀血と呼ばれる血液の滞りが原因で起こります。瘀血ができてしまう原因は、運動などによって筋肉内に発生した乳酸が、運ばれていく血液の流れやリンパの流れに「滞り」が発生し、澱んでしまうためにできます。瘀血ができてしまうと、筋肉は硬くなって正常に働かず、筋肉に囲まれた腱も硬くしなやかさを失い、やがて骨に癒着してしまいます。この状態になってしまうと、身体が硬くなり、一部の腱だけに負担が掛かるので、関節の動きが悪くなります。また、骨格がぶれてくるなどの症状が出てきて、やがて膝や腰が痛くなる原因にもなります。硬くなった身体では、血液の流れリンパの流れも悪くなり、ついには内臓にも影響を与えてしまいます。

第4章

ほぐしてスッキリ！
天城流湯治法エクササイズ
応用編

この章では応用編として、滞りだけではなく
「脂肪」や「むくみ」にアプローチした
「天城流湯治法エクササイズ」を紹介します。

むくみや脂肪へのアプローチ

天城流湯治法エクササイズ　応用編

この章では、むくみや脂肪が溜まる原因と考えられる「滞り」をほぐすエクササイズを紹介します。

「のばす」「ほぐす」「ゆるめる」天城流湯治法エクササイズは、むくみや脂肪へのアプローチにもなります。身体全体の代謝を上げ、血液やリンパの流れを良くするので、身体を本来の状態に戻すことが期待できます。

この章でも、天城流湯治法エクササイズの基本は次の3つの動作です。

（1）瘀血《おけつ》によってしなやかさを失ってしまった腱を「のばす」

（2）筋肉内に瘀血が滞って、硬くなってしまった筋肉を「ほぐす」

（3）骨と筋肉が癒着してしまったところを「ゆるめる」

これら3つの動作は、むくみや脂肪に対しても同じアプローチです。血液やリンパの流れを良くし、むくみや脂肪が溜まる原因となっている滞りを取っていきましょう。

人によっては、手当てした箇所が内出血して青あざになったり、黒ずみになったりするので、無理をしないで行いましょう。むくみや脂肪が溜まっている場合は特に、それらによって筋肉も硬くなっていることが予想されます。最初は痛みが伴いますが、日常的に数回行ううちに身体はほぐれ、やがて痛みはなくなります。特に、温泉やお風呂の中で行いますと、血液の循環も良く、筋肉も柔らかくなるので、痛みも少なく効果を出しやすいのです。また、次の日に痛むことがありますが、懲りずに、飽きずに一日3～4回・数分は行うことをお勧めします。「懲りずにほぐす」「飽きずにのばす」のがポイントです。

注意点　※この「天城流湯治法エクササイズ　応用編」はリラクゼーションではないので、時間を掛ければいいという訳ではありません。短時間なほど、手当する場所が少なければ少ないほど効果が高いのです。それは、手当てした箇所に、身体的に意識を向けられるからなのです。そのためには、我慢できる程度の少しの痛みは必要だと考えます。ただし、強い痛みでは、逆に身体の緊張を起こしてしまい、効果は薄くなる、と考えます。自分の身体と会話するように様子をみながら行いましょう。

頬の脂肪の取り方

脂肪部分は水分の滞りによるもの

身体の各部の脂肪は、各々の脂肪の部分が袋状になっていて、その袋の中には網目状の線維があり、その部分にリンパ液（水分）が溜まっています。つまり、脂肪部分の約80％はこのリンパ液なのです。この袋状になっている部分の、栓になるような所をほぐすと、溜まっている脂肪の水分は、あっという間に流れて、30％近くなくなってしまいます。この状態は3日間ぐらい維持できるので、毎日数分続けることで、脂肪部分は膨らまなくなります。

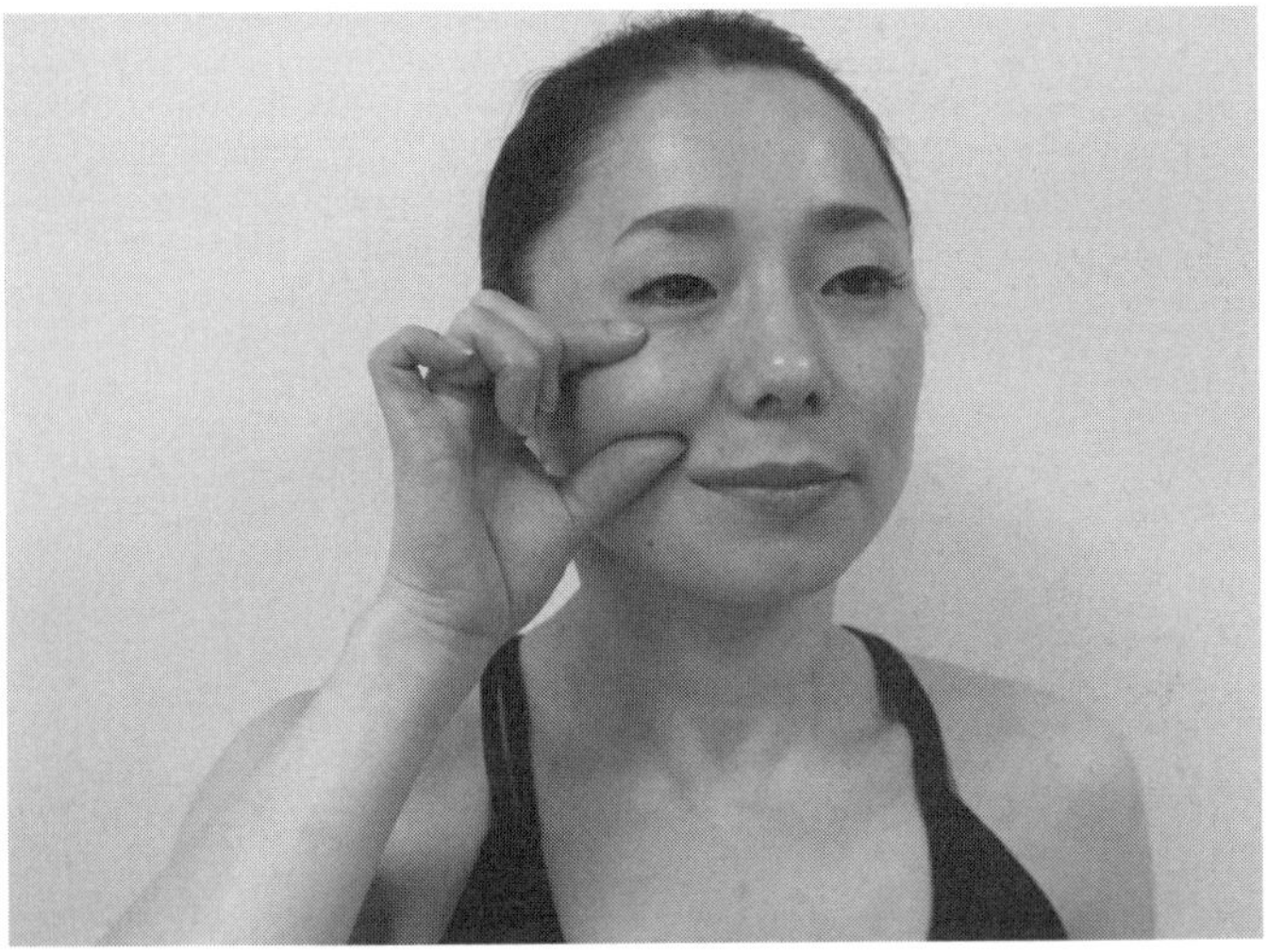

最初に頬の脂肪をつまんで、その硬さを確認します。

＊肋骨の隙間をもみほぐす＊

頬の脂肪がたまる原因の滞りは、思わぬところにあります。

この頬骨の上の脂肪の原因は、鎖骨中央の下に、5cm ぐらい長方形状に滞りがあり、押してみると痛い場合があります。

ここの部分を指で横に軽く動かすようにして、骨に癒着し張りつめている腱を「ゆるめる」のがポイントです。

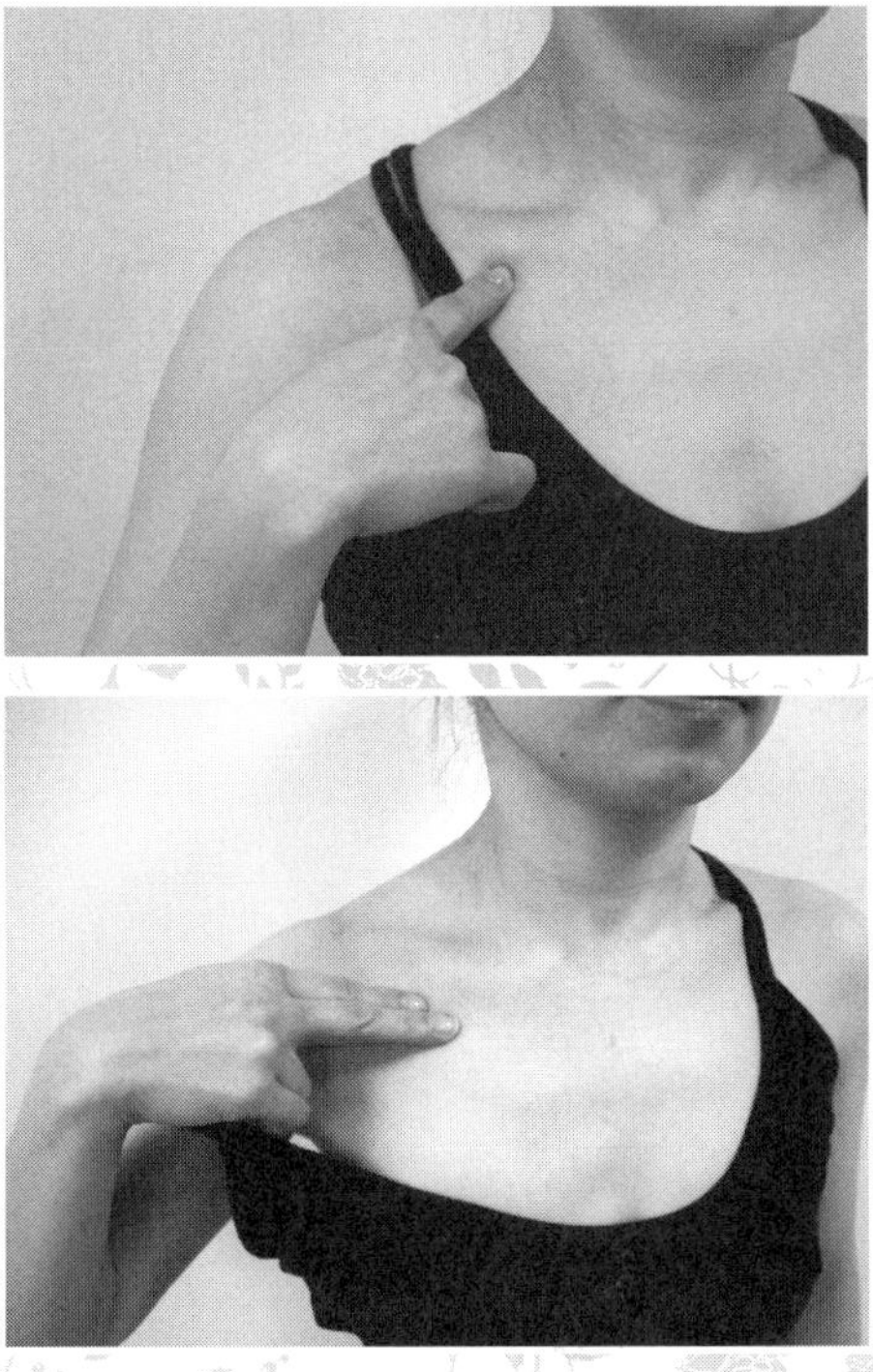

頬の横の脂肪の取り方

継続して行うのがポイント

顔の脂肪は、1度消えると3日間くらいは、その状態が継続します。しかし、1度ほぐしただけで放っておくと、3日間ほどで再び脂肪が溜まり始めますので、最初のうちは気を抜かずに毎日の習慣として、それぞれの箇所をもみほぐすことが大切です。毎日の習慣とすることで、脂肪のだぶつきのないスッキリ小顔が定着します。継続して、飽きずにほぐす、懲りずにほぐすのがポイントです。

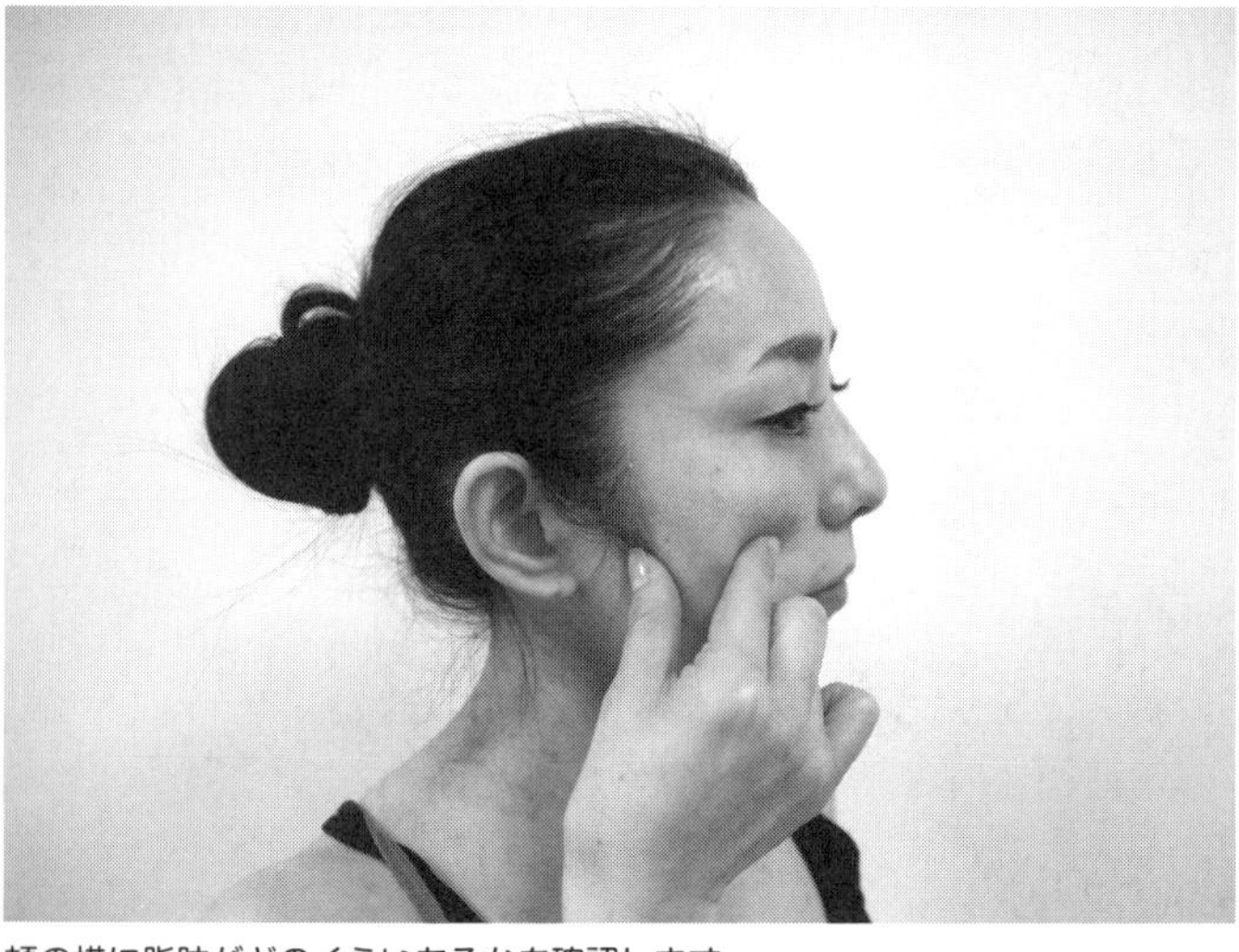

頬の横に脂肪がどのくらいあるかを確認します

＊左右の肩口をもみほぐす＊

頬の横の部分の脂肪は、肩口をもみほぐすことで消えていきます。

肩口の部分の骨と腱が癒着して、滞りを起こしているので、右の頬の脂肪は右の肩口を、左の頬の脂肪は左の肩口を、親指の腹を使って、縦のラインを「ゆるめる」ように、やさしく縦方向にほぐします。

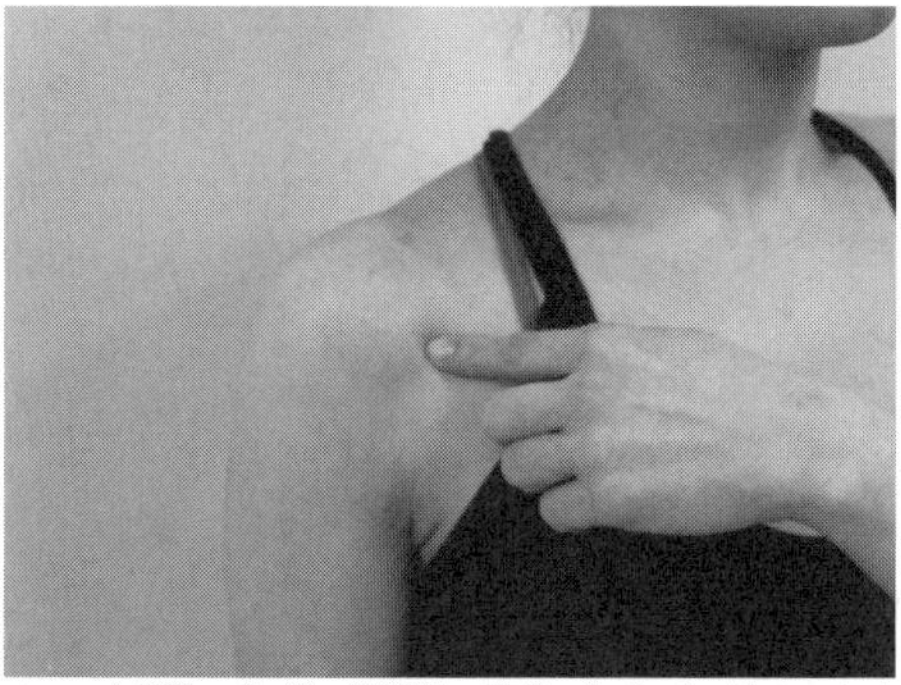

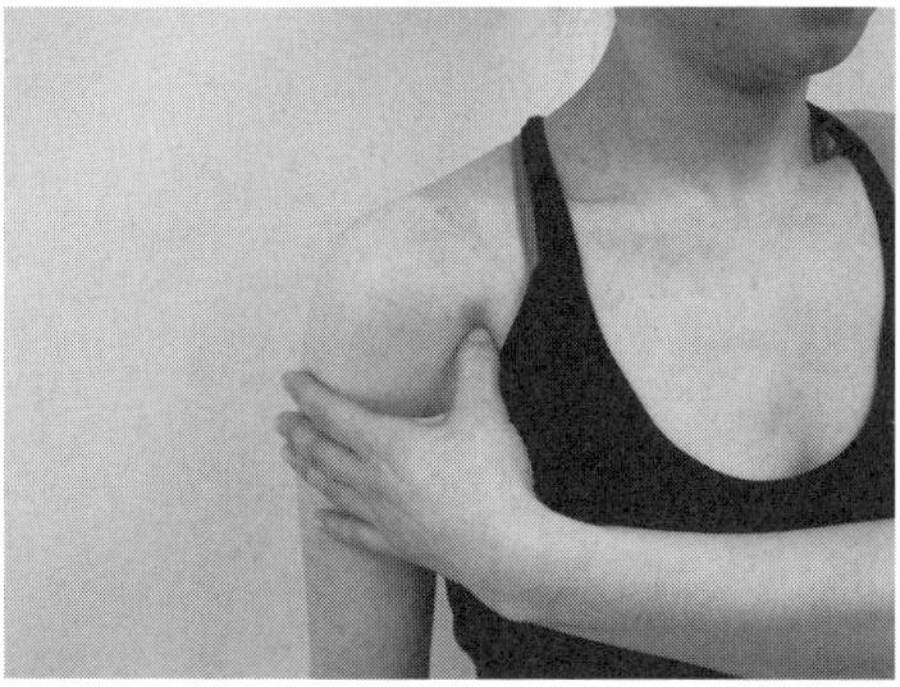

口元の脂肪の取り方

脂肪が柔らかくなり効果が表れる

口元に脂肪がたまる原因になっている、リンパ液の流れの栓になるような箇所をもみほぐしたら、口元の脂肪をつまんでみましょう。柔らかくなっていれば、効果が出始めていることを示しています。通常は1分ほどのもみほぐしで変化が現れますが、効果がない場合は、もみほぐす範囲を広げて改めてチャレンジしてみましょう。

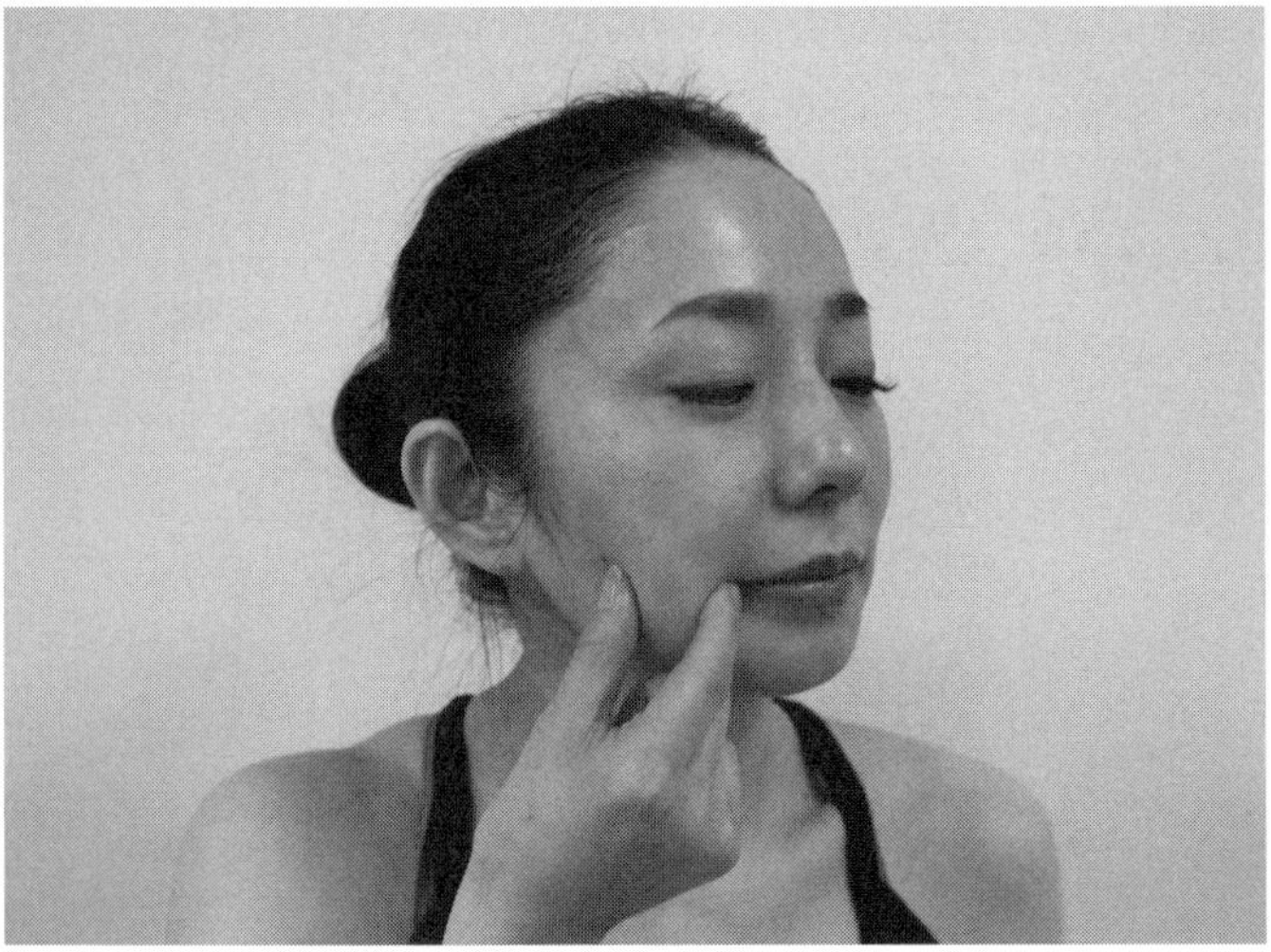

口元の脂肪をつまんで硬さを確認

＊胸の外側をもみほぐす＊

口元の脂肪は、胸の外側の部分をもみほぐすことで取ることができます。やや上方に、押し上げるようにもみほぐしていきましょう。もみほぐしていくときに、痛みを感じるようなら、焦らず、ゆっくりと時間をかけてもみほぐすことが大切です。

あまり強く押さなくても、横方向に骨ぎわに沿って動かせば、効果は表れます。

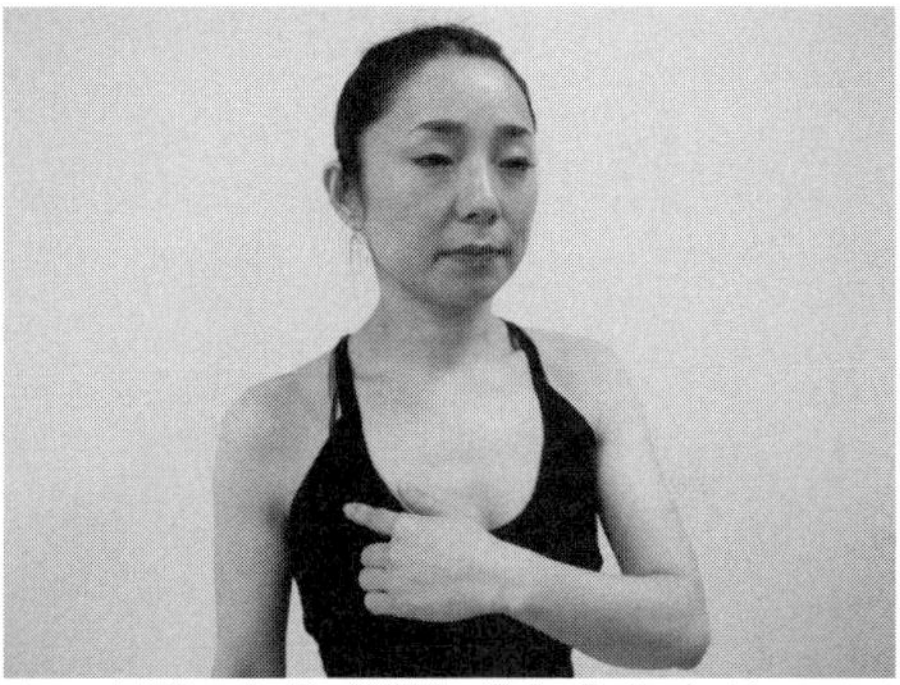

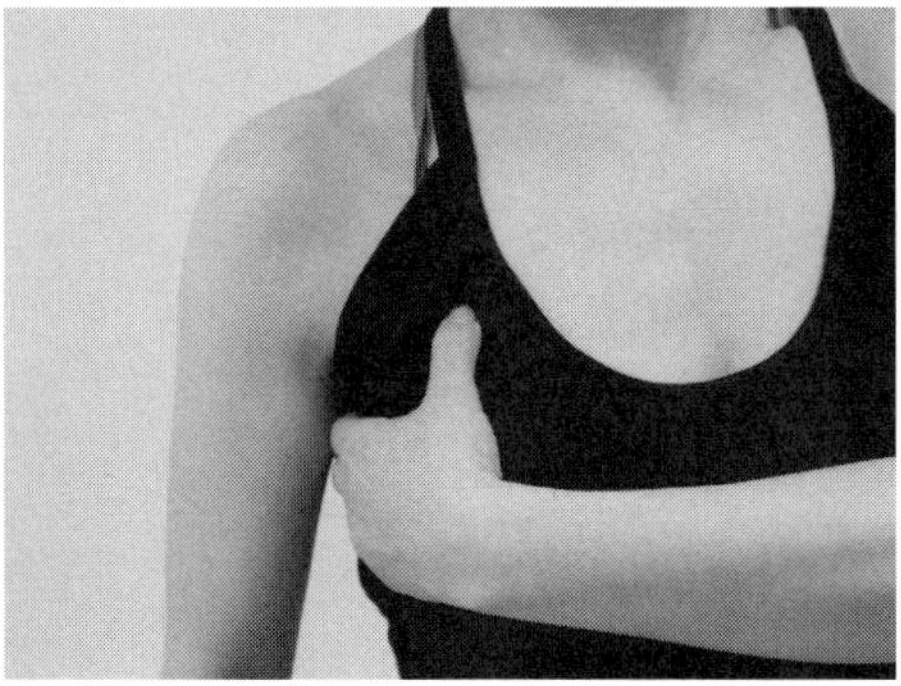

お腹の脂肪の取り方

脂肪の水分を絞り出すように

おへその周りは、腸骨のふちと恥骨のふちの滞りが原因で、脂肪がついてしまいます。おへその周りの脂肪を一度つかんで、どのくらい脂肪があるのか確認しましょう。滞りをほぐした後に、再度おへその周りの脂肪をつかみ、その脂肪内の水分を絞り出すようにします。すると脂肪が小さくしぼんでいくのが分かるでしょう。

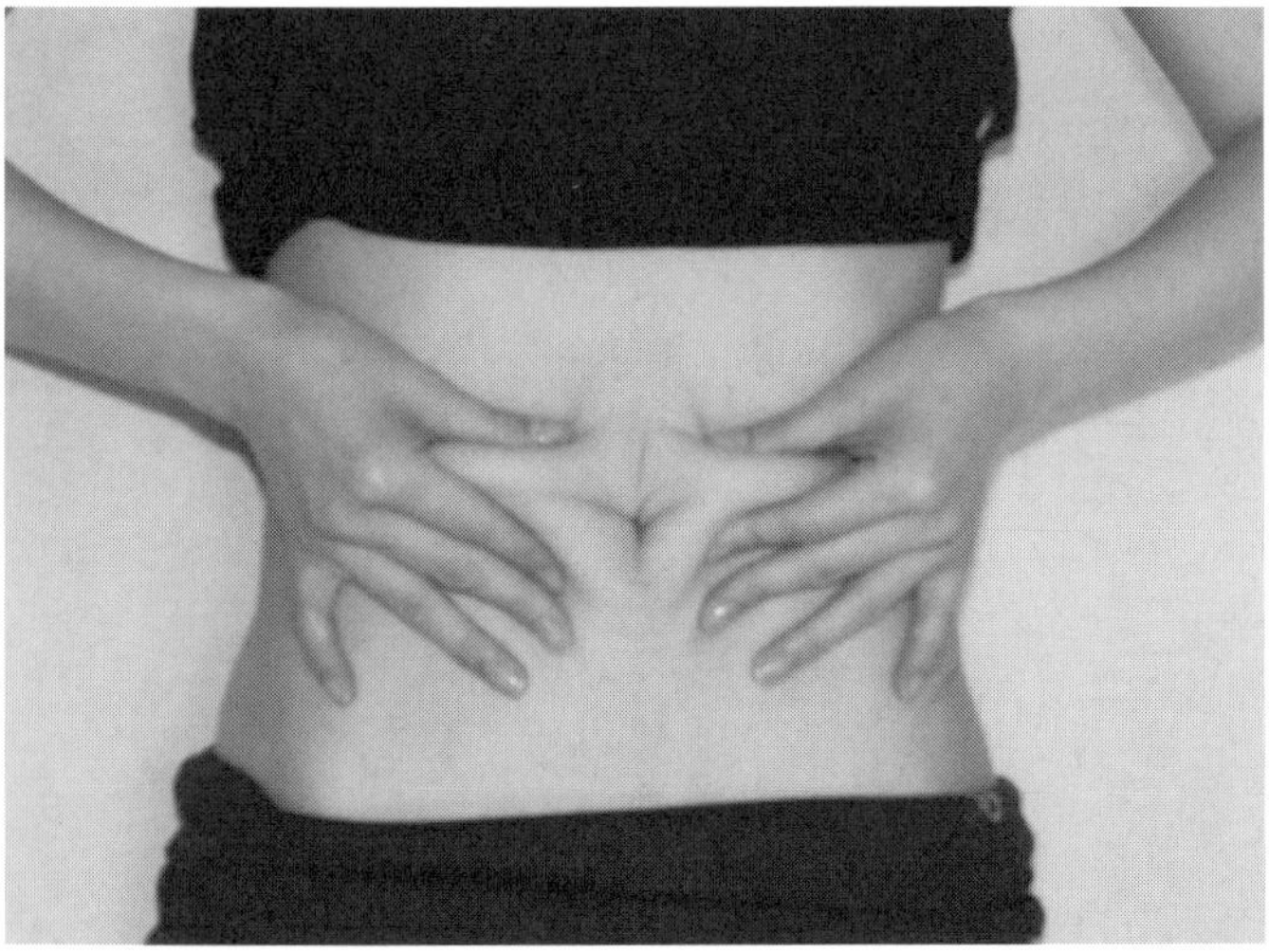

お腹周りの脂肪をつまんで確認

＊腸骨と恥骨のふちをほぐす＊

腸骨の内側のふちをほぐし、恥骨の内側のふちもほぐしたら、おへその周りの脂肪を絞るようにつかみます。

おへその周りの脂肪は、脂肪の袋に「へその芯」のようなものが存在するので、滞りをほぐした後に、絞らないと小さくなりません。

また、恥骨の上に付いている脂肪は、前腕の内側、肘から手首に向かって15cmのところが硬く滞っているのが原因です。その部分をほぐすと、恥骨のふちに溜まっている脂肪はなくなります。

肋骨の下側にたまっている脂肪は、肋骨と肋骨の間の滞りが原因です。その間を横に軽くほぐすだけで、肋骨の下側の脂肪はなくなります。ただし、この肋骨の部分は骨折しやすいので、軽く優しくほぐしましょう。

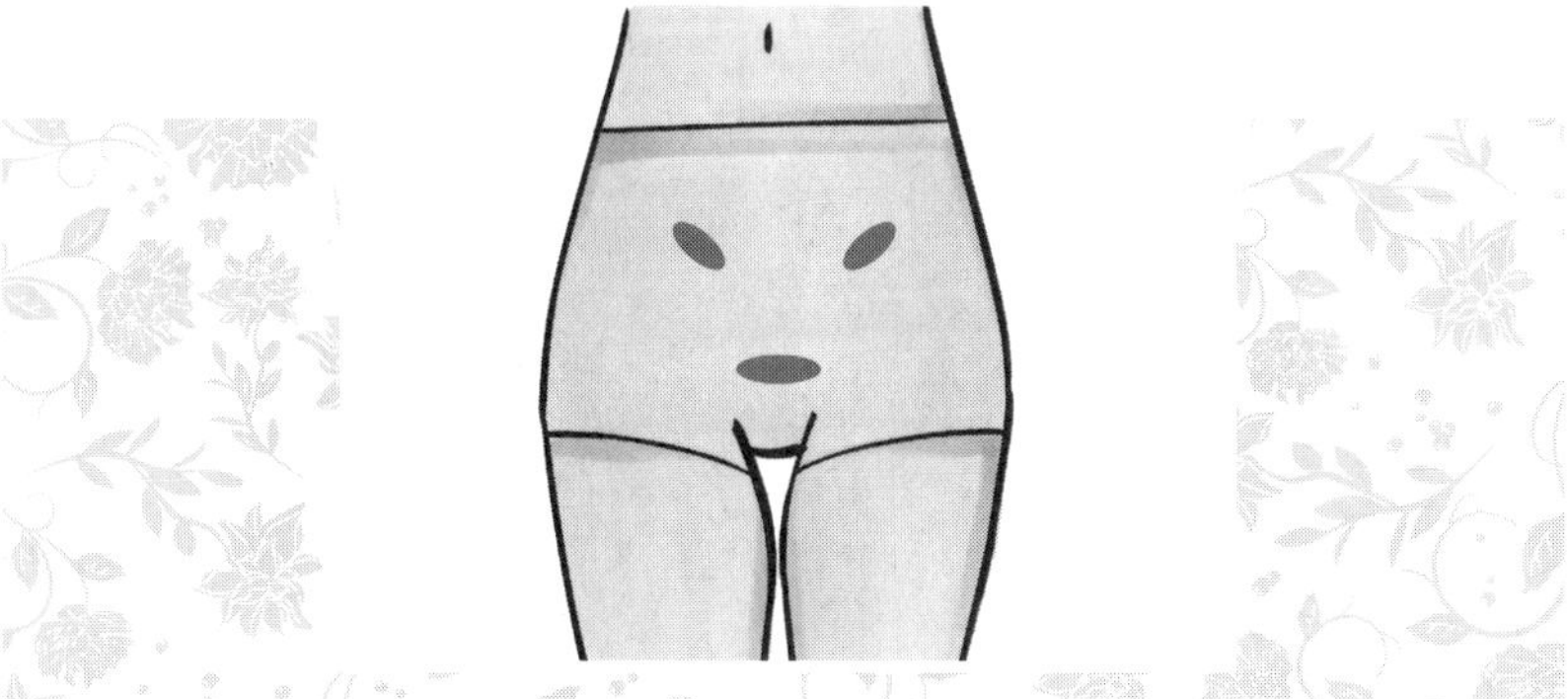

わき腹やお尻のたるみの取り方

滞りをほぐしてスッキリと

ベルトを締めると、上に乗ってしまうような脇腹の脂肪は、仙腸関節《せんちょうかんせつ》のふちが滞っているために溜まってしまいます。

一度、わき腹の脂肪をつかんで、どのくらい脂肪があるのか確認しましょう。

滞りをほぐした後に、再度わき腹をつかみと、ほぐす前よりスッキリしているのが分かるでしょう。

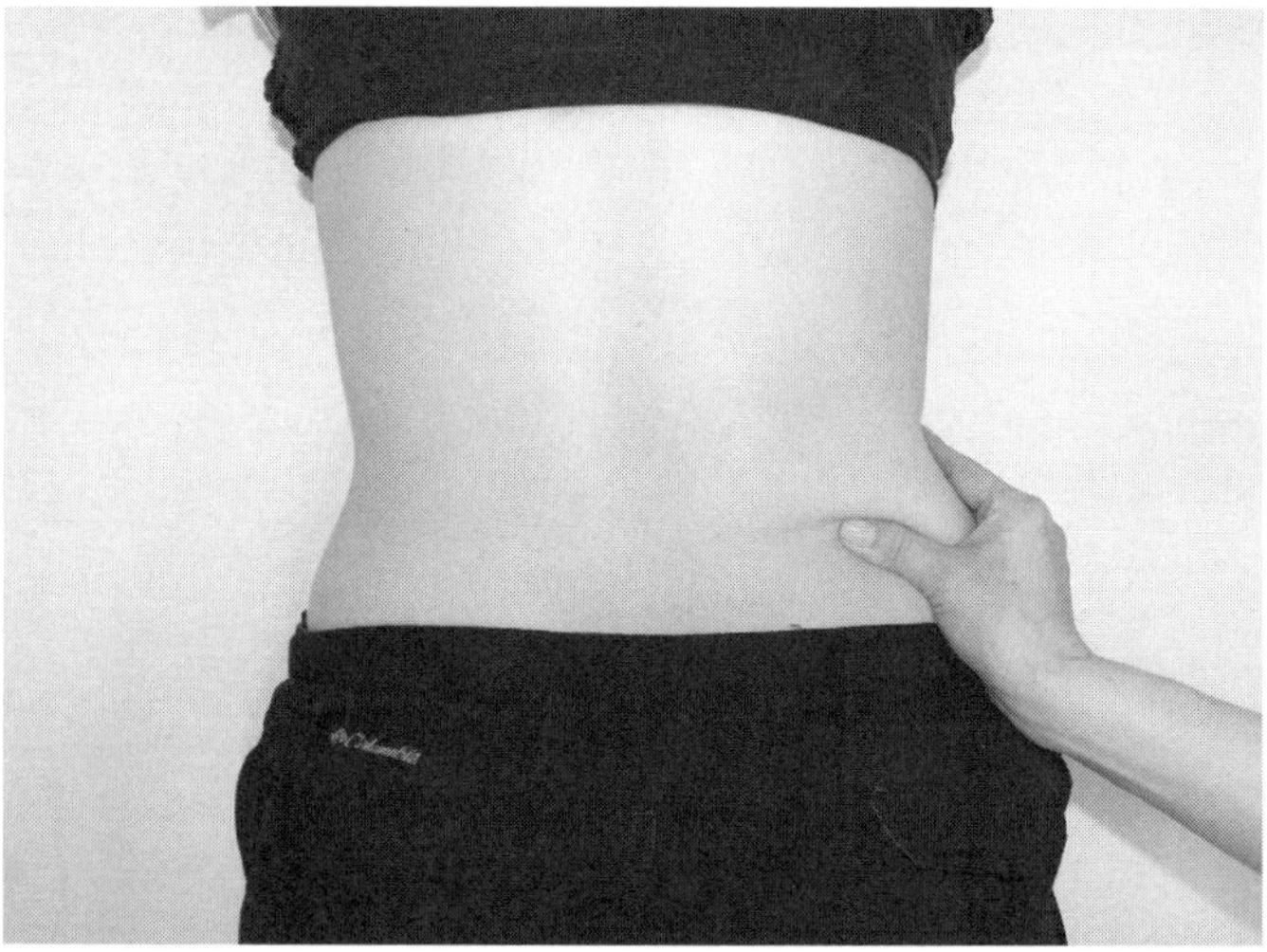

わき腹をつまんで確認

＊仙腸関節のふちをほぐす＊

仙腸関節のふちの滞りをほぐしましょう。仙腸関節を、外側に引き離すようします。すると、脇腹の脂肪はなくなってしまいます。

お尻と太もも外側についてしまう脂肪は、膝から太ももの内側にかけての骨ぎわに滞りがあるため、膨らんでしまいます。この部分も、骨から引き離すように、ゆっくりじっくり滞りをほぐしていくと、脇腹の脂肪はなくなります。

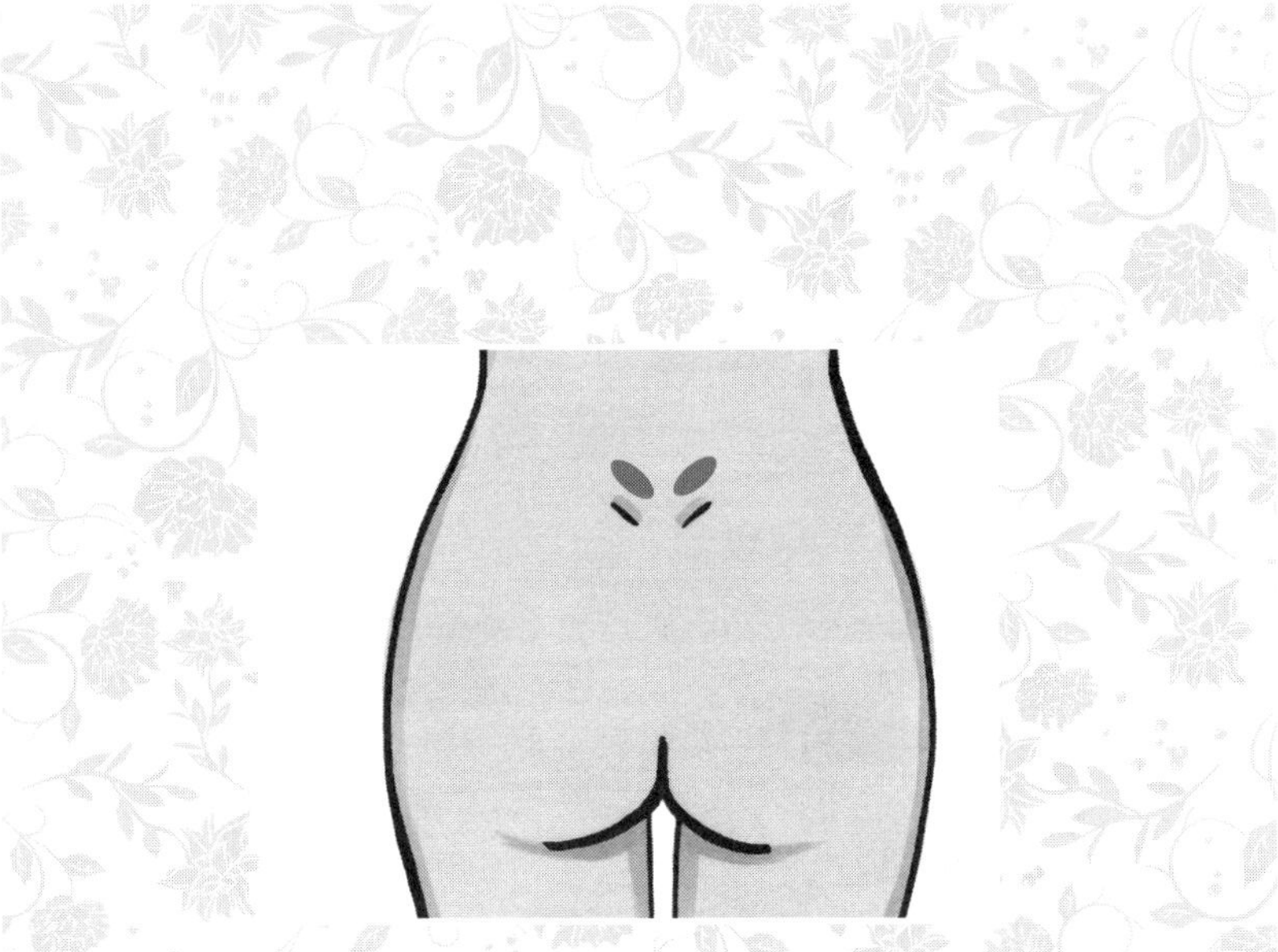

Column

自分自身の治す力を引き出すテクニック

私達の身体は18歳から自然老化現象が起こって来ると言われています。健康な人でも老化は避けられないものです。ですが、実際には、年をとってもあまり老け込まない人と、急に老け込む人がいて、個人差があります。この自然老化現象を医学用語では、退行性変化と言います。

私達は体調が悪くなると、それを立て直そうとする恒常性（ホメオスタシス）を保つ機能を持っています。退行性変化はこの恒常性を不安定にすると言われています。退行性変化は、運動不足などで筋肉を使わなくなるなど、急激な身体の変化で加速します。特に筋力の低下した場所は萎縮し、萎縮した筋には老廃物が溜まりやすくなります。老廃物が溜まると萎縮した筋肉は硬化し痛みとして現れやすく、血液を濁らせ活性酸素を増やします。

天城流湯治法では萎縮や硬化した筋や臓器にアプローチする為、その場で痛みが軽減するだけではなく、澱んでいた脂肪も流します。

私が実践する施術の中で最も大事にしていることは体温を上げることです。体温が1度下がると免疫力は37％、基礎代謝は12％、腸内の酵素は半分に減ると言われています。

「天城流湯治法エクササイズ」の基となっている天城流湯治法を体験すると、体から汗がでる程熱くなって来ます。痛みを取り去るだけでなく、自分自身の回復力を引き出すテクニックだと確信しています。

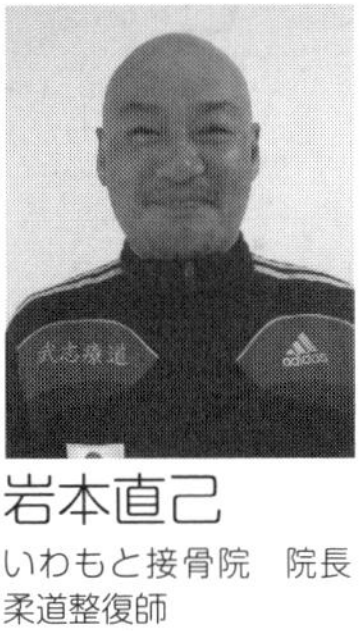

岩本直己
いわもと接骨院　院長
柔道整復師
カイロプラクター
天城流湯治法 湯治師

Q&A

Q1 湯治というと、温泉に入るイメージですが天城流湯治法エクササイズはどういうところが違うのですか？

A1 本書『天城流湯治法エクササイズ』のもとになっているものは、「湯治」ではなく「湯治法」です。もともと湯治として温泉の中で行っていた動作を、陸上でやりはじめたものです。そのメソッドの発展形が「天城流湯治法エクササイズ」となりました。

Q2 家族にやってあげようと思うのですが、注意する点はありますか？

A2 特にありません。相手が痛がらないよう、力を入れずに優しく手当てするつもりでやってあげましょう。

※病気の治療中の方、妊産婦の方、小さい子どもにするのは避けてください。

Q③ 行う時間は、食後と食前だったらどちらがよいでしょうか。ジョギングなどの運動をしていますが、運動前と後はどちらがよいでしょうか。

A③ 運動前にすると、筋肉が適度にほぐれているので、運動がラクにできるでしょう。運動後にすると、筋肉痛が起こりにくいという利点もあります。無理なく行えるなら、時間帯に、特に決まりはありません。

Q④ カゼ気味のときでもやってよいでしょうか？ 熱はありません。

A④ カゼ気味でも大丈夫です。体調と相談しながら行いましょう。やっていて気分が悪くなるようでしたら中止してください。

Q⑤ 食事制限のダイエットをしていますが、やっても大丈夫でしょうか。

A⑤ ほとんどの場合、問題ありません。空腹でふらつくような場合は危ないので、体調が整ったときにやってください。

Q&A

Q⑥ 天城流湯治法エクササイズをやると眠くなってしまうのですが、なぜですか？　やった後、寝てもよいでしょうか。

A⑥ 血行がよくなり身体がリラックスできるので、気持ち良くなって眠くなってしまうこともあります。そのまま寝てしまっても構いません。

Q⑦ 押して痛いところは押さないほうがよいでしょうか。それともよく押したほうがよいのでしょうか。

A⑦ 最初は滞りがあるので痛いと思います。しかし、その部分をそのままにしておくと、さらに具合が悪くなってしまいます。数回に分けて、少しずつ押し続けるようにしましょう。

ただし、痛みがひどい場合や長期間続く場合は別の原因が考えられますので、医師に相談しましょう。

Q8 天城流湯治法エクササイズを祖母とやってみようと思っていますが、高齢の人でもできますか？注意点などありますか？

A8 高齢の方でも、重い疾病などがなく、ご本人のやる気があれば問題なく行えます。「天城流湯治法エクササイズ」は、高齢の方でも行いやすい動きが多いので、高齢の方向きのエクササイズといえます。やってあげる場合は力の加減に注意してください。また、体調に不安のある高齢の方は医師に相談してから行ってください。

Q9 肩こりですが、天城流湯治法エクササイズをどれぐらい続けたらよいでしょうか。今は思い出したときだけやっているのですが、こんなサイクルで続けてもよいでしょうか。

A9 肩こりでしたら、この本を参考に正しく行えば、人によっては数分で解決します。原因や体質にもよりますので、数回は続けてみてください。やっていて気分が良いようなら解消に向かっているので、気長に続けてみてください。

錬堂コラム

温水の中でやってみよう

この「天城流湯治法エクササイズ」は、温泉などお湯の中で行うとより効果的です。浮力や温度、水圧などの要素によって、無理なく行えます。

温泉など温水の中で行うとなぜいいいか?

＊浮力

水中では浮力が働くため、上半身の重みが足腰への負担にならず、効果的な動作ができます。開脚や腰の捻転などを無理なく行えます。陸上では、開脚しても必ずどこかに力が入ってしまうのですが、水中では、浮力のおかげで効果的に股関節を開くことができます。陸上で開脚するのと、水中で開脚するのとでは大きな違いがあります。自分の脚とは思えないくらい、開くことができます。

＊温度

手足の温度が上昇すると、筋肉や腱がゆるみ、伸展が無理なくできます。腕のストレッチを陸上で行い、どのくらいまで伸びたかチェックしておいてから、浴槽に入り（38～40度）、10分後にもう1回同じストレッチをやってみると、深く楽に曲がるのがわかります。特に37～40度は「奇跡の温度帯」と呼びたいほどです。人は風邪をひくなど、身体に疾病を抱えたとき、自己治癒力を引き出すために体温を上げ、発熱をします。人体のメカニズムでは、体温を上げることにより、さまざまな働きが活性化するとされています。温泉は、人工的に、この発熱に近い状態まで、気持ち良く体温を上げられる方法なのです。

＊水圧

水中では滞りを押す動作など、水圧の関係により行いやすくなります。陸上で、腕のシコリを痛いと感じるくらいの強さで押しながら、浴槽につけてみると、痛みが軽くなるのを実感できるのがよい例です。また、温度の効果も相乗的に働き、押す回数が少なくても効果があらわれやすくなります。

＊関節

温水の中では、関節の可動範囲が広がります。浴槽に手首をつけながら手を組み合わせ、ゆっくりツイスト（ねじ曲げる・ひねる）してみると、手首が柔らかくなるのを感じるはずです。手首の疲れや、軽度の腱鞘炎《けんしょうえん》にも効果的です。

＊摩擦

水中では摩擦が少なくなります。そのため、温水などにつけながら指の根元を掴んだまま指先に移動させると、強く掴むことができます。そのため、指の関節の痛みの緩和などに効果的です。

※体調にあわせてお試しください。体調に不安のある方は医師に相談してから行ってください。

錬堂コラム

瘀血《おけつ》ができてしまう原因は?

滞りのない、正常な人の身体は、筋肉・腱・骨が各々分離していて、別々の働きができています。歩行のような日常的な動きでさえも、筋肉・腱・骨が振動しながら動いて、ショックを和らげています。

筋肉は、乳酸を発生させながら動いています。激しく動かすと乳酸の発生量が多くなってしまい、血液・リンパでは流しきれずに筋肉内に残ってしまいます。乳酸は筋肉とは違う物質なので、筋肉は異物と見なし緊張して硬くなり、痛みとなって警告を出すのです。これが筋肉痛です。この筋肉痛も、3~4日間経過すると血液・リンパの流れで改善しますが、筋肉の中に少しずつ滞ってしまいます。この滞りが「瘀血」と呼ばれるしこりになり、瘀血は知らず知らずに大きくなって、筋肉を緊張させ萎縮させてしまうのです。

筋肉が緊張し、萎縮してしまうと、筋肉に続く腱もしなやかさを失ってしまいます。その結果、筋肉と腱は、骨に癒着して動きにくくなるのと同時に、絶えず動いている関節などに負担が掛かって、関節が痛くなるのです。

一方、西洋医学的に見た「痛み」の考え方は、加齢と共に関節の軟骨の摩耗、及び関節の炎症と考え、対処していることが多いようです。西洋医学的な治療法は、「保存治療」と「手術治療」とに分かれます。「保存治療」とは、投薬、固定装具、温熱療法、電気治療、関節注射のことをいい、「手術治療」とは、関節固定術、関節形成術など、その部分を手術によって金属等で固定したり、除去してしまうことをいいます。

身体の痛みや不具合は、西洋医学的に見た考え方と、東洋医学的に見た考え方の両方から見て、まずは全体的な東洋医学的な治療から考えます。身体の滞りをとって、改善しない場合、西洋医学的な対処が望ましい、と考えるのです。

おわりに

天城流湯治法エクササイズとは

伊豆高原在住の私が、自身の病気や怪我を克服する過程で築き上げた、独自の健康法「天城流湯治法」を元に考案したものです。「自分の身体は自分で守る!」という天城流湯治法の原理の中から、誰にでも簡単に行えるメソッドをピックアップし、よりシンプルで具体的に身体の手入れ法を分かりやすく紹介しました。

「天城流湯治法」は、天城連峰を抱える伊豆で生まれた、温泉療法を基盤とした療法です。私は全国で行っているセミナーで、痛みの緩和法のほか、温泉療法・呼吸法・音楽療法など、大地と一体の自然療法として指導しています。これは誰でも簡単に身体も心もゆるめ、ラクに生活できる術なのです。

温泉療法、いわゆる「湯治」という療法は、日本はもちろん、世界各国でも「TO-

JI」として注目を集めています。『TOJI＝湯治』とは本来、温泉地に長期間滞留して特定の疾病の温泉療養を行うことをいいます。しかし、本書『天城流湯治法エクササイズ』は、必ずしも温泉に浸かる行為そのものを指してはいません。この『天城流湯治法エクササイズ』は、温泉に浸からなくても、温泉に浸かったときと同じような筋肉の弛緩、「のばす」「ほぐす」「ゆるめる」を自分の手で、いつでも、どこでも、誰でも簡単に行え、それによって、自分の身体を本来の状態に戻す手当法なのです。

簡単に身体を元の、自然な状態に戻せる『天城流湯治法エクササイズ』は、画期的なセルフメンテナンスの方法です。ぜひとも、これら3つの動作で、滞りを「飽きずにほぐす」「懲りずにのばす」ことを習慣化してください。この本が皆さんのより健康的な生活の一助になれば幸いです。

杉本錬堂

天城流湯治法エクササイズに関するお問い合わせ

鍊堂塾
静岡県伊東市八幡野 1307-5
amagiryukyokai@gmail.com
鍊堂塾オフィシャルサイト
http://www.rendojyuku.com
天城流湯治法協会オフィシャルサイト
http://amagiryutojihou.main.jp

取材協力：コノコ医療電機株式会社（シンアツシン）
http://www.konoko.co.jp/

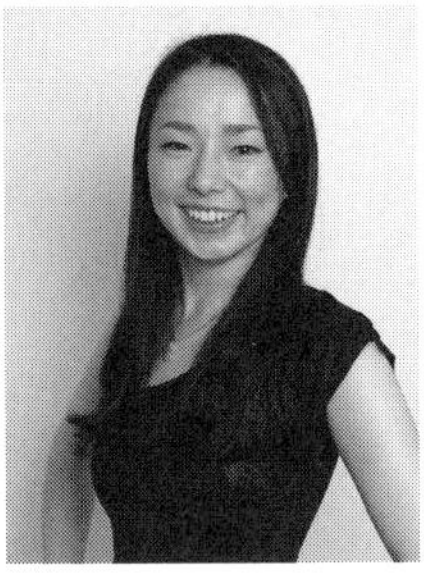

モデル協力：木内あす美
パーソナルトレーナー＆ボディセラピスト
http://kiuchiasumi.com/

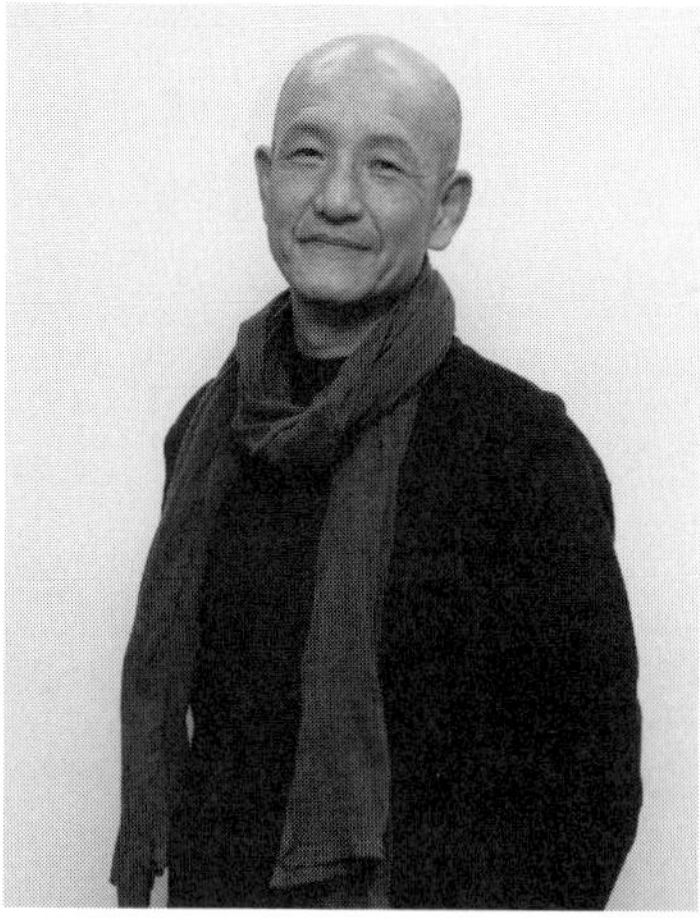

杉本錬堂（すぎもと れんどう）
天城流湯治法の創始者。NPO法人「錬堂塾」主宰。天城流湯治法・湯治司。1996年、健康保養による町づくりと地域活性を目指す「ヒーリングストーンズ」を設立。2000年、日本の温泉療法アドバイザーとして招待され渡独。2001年、NPO法人「錬堂塾」を設立。静岡県地域づくりアドバイザー、健康・福祉・まちづくりアドバイザーとなる。2007年、新しい湯治場づくりやセラピストの育成に力をいれながら全国ツアーを開始。世界に誇れる日本の健康文化として海外へ進出。アメリカ、ヨーロッパ、台湾、オーストラリアと活動を広げている。現在は指導者の育成に力をいれており、セラピスト・治療家・医師・格闘家・ダンサー・ミュージシャン・ヨギー、など多岐にわたる分野で、世界中に700名以上の指導者を育成している。2015年、一般社団法人天城流湯治法協会設立。天城流湯治法協会では、身体と健康についてのカンファレンス「からだ会議」を日本全国各地、ならびにニューヨーク・サンフランシスコ・シドニーでも開催している。

天城流湯治法エクササイズ

2015年11月30日　第1刷発行
2025年5月30日　第6刷発行
著者／杉本錬堂
発行者／西宏祐
イラスト／ツグヲ・ホン多
編集協力／萩原さとか
デザイン協力／ will
発行所／株式会社ビオ・マガジン
〒141-0031　東京都品川区西五反田8-11-21 五反田TRビル1F
Tel.03-5436-9204　Fax.03-5436-9209
https://www.biomagazine.jp/
印刷・製本／株式会社シナノ

本書は弊社発刊の杉本錬堂の前著（2012年7月発行）を改題し、増補改訂したものです。
落丁本・乱丁本はお取り換えいたします。

ISBN 978-4-86588-004-5　　C2077